アドバンスシリーズ
コミュニケーション障害の臨床
2

吃音

日本聴能言語士協会講習会実行委員会[編集]

協同医書出版社

刊行によせて

　我が国で言語障害児・者の問題が社会的，教育的に注目され援助への取り組みが広く行われるようになったのは1950年代（昭和30年代）でした．当時はこの領域を専門職とする人材の養成制度はなく，さまざまの領域で基礎教育を受けた人たちが，数少ない専門書をひもとき，数少ない研究会や研修会に参加して知識を吸収し，数少ない先輩たちから臨床の実際を学び，個々人の力の範囲で言語障害児・者の治療的教育・訓練・指導に当たっていました．
　1975年（昭和50年），言語臨床家の基礎知識を共通の基盤にのせ，各個人の臨床技能，知識の充足および研究活動の発展と臨床家間の連携を図ることを目的として，日本聴能言語士協会が設立されました（初代会長は笹沼澄子国際医療福祉大学大学院教授，現会長は飯高京子上智大学・大学院言語障害研究コース教授）．日本聴能言語士協会が行った種々の活動の1つに会員向けの講習会活動があります．1983年（昭和58年）に講習会実行委員会を設置し，会員の言語障害に関する基礎的知識と言語障害の検査・評価・訓練・指導力の向上を図るための講義と演習を組み合わせた講習会活動を障害別に精力的に続けて来ました．言語発達遅滞，吃音，脳性麻痺，運動性構音障害，失語症，口蓋裂・構音障害，聴覚障害および領域を超えた幅広いテーマを扱う特別部会を加えた8部会が過去18年間に開催した講習会回数は70余回，受講者数は延べ6千3百人に及んでいます．講師には言語臨床の周辺領域で先進的な研究や臨床を実践され，われわれを支えて下さっている医学，歯学，心理学，音声学，言語学，社会福祉学，統計学等の領域の方々をお願いすると共に，言語障害治療学に関しては言語臨床を担当する先輩たちが講義を担当しました．この講習会を通じて，新たな理論と臨床方法が産み出され，多くの財産が蓄積されました．
　この度，これらの成果をさらに発展させてコミュニケーション障害学理論の新展開を図り，言語臨床家が，臨床的言語サービスを必要とされる方々のお役に立つ仕事をする拠り所として活用できるとともに，臨床への意欲と新たな発想を呼び起こして頂ける叢書としてまとめることに致しました．執筆者には，教科書的記述を避けて，従来の臨床では考慮されてこなかった斬新かつ実践的内容を，個人的見解を自由明確に出して頂くようお願いして書き下ろして頂きました．したがって，本書は言語障害治療学の入門書ではなく，読者は臨床経験数年以上の方を対象としています．各巻の冒頭に置くプロローグは，各障害の臨床方法の概観，現状の問題点，今後の方向性を中心に記述致しました．用語に関しましては，全巻を通してできる限り統一を図るように検討いたしました．ただ，言語臨床家を指す用語については，障

害の領域ごとに慣習的に用いられていて違和感のない呼び方があり，これに関してはあえて統一せず執筆者の使用した用語を尊重致しました．

　1997年，言語臨床家らの積年の念願でありました国家資格に関する法律が成立し，1999年には第1回目の国家試験が施行されました．この時期に協会が自らの手で会員の質を保証しようと地道に行ってきた学術的臨床的活動を基盤にさらに発展させて全7巻のシリーズとして出版できますことは望外の喜びであります．一人でも多くの臨床家が本書を手にされ，企画の意図を十分活かして下さることを願ってやみません．

　本書出版に際しましては，巻別の編集に関して，高須賀直人氏，國島喜久夫氏，田中倶子氏，山崎美智子氏，高橋　正氏，武内和弘氏，鷲尾純一氏にご協力を頂きました．全体の編集は講習会実行委員の高須賀直人氏，斎藤佐和子氏ならびに福田登美子が担当いたしました．

　出版業務に関しては協同医書出版社　稲垣　淳氏に多大のご尽力を頂きました．ここに厚くお礼を申し上げます．

2001年4月20日

日本聴能言語士協会講習会実行委員会委員長

福田登美子

目 次

プロローグ　言語聴覚士の視点から—時間と場の中で，反応し合い，成熟する人間のことばを把握し，働き掛ける専門職を目指して— 1
 1　はじめに 1
 2　ことばの流暢性の障害としての吃音 2
 3　吃音および非流暢性の持つ意味と拡がり 4
 4　非流暢性の実際 7
 5　臨床方法の概観——吃音への評価と働き掛け 9
 6　今後の課題と展望 13

第1章　吃音の生理学的側面 19
 1　はじめに 19
 2　吃音の疾病分類：発達性吃音と獲得性吃音 20
 3　獲得性吃音 21
 4　発達性吃音（吃音）の生理学的研究 25
 5　吃音と遺伝 33
 6　吃音者のスピーチモーターコントロール 34
 7　まとめ 44

第2章　幼児吃音の臨床 49
 1　はじめに 49
 2　対話——吃音幼児の臨床の実際—— 49
 3　臨床的評価 58
 4　治療的アプローチ 67
 5　幼児吃音一例の経過 75
 6　課題と展望 81

第3章　学齢期吃音児の治療教育 85

1	はじめに	85
2	問題の基本的構造	86
3	治療の理論的背景	88
4	問題のアセスメント	94
5	治療教育	97
6	指導事例	99
7	おわりに	113

吃　音　執筆者（執筆順）

國島 喜久夫（ことばの相談室ホワイトベル）

小澤　恵美（元・国立身体障害者リハビリテーションセンター病院第二機能回復訓練部）

府川　昭世（東京未来大学こども心理学部）

鈴木　夏枝（神奈川県立こども医療センター発達支援科言語聴覚室）

大橋　佳子（金沢大学名誉教授　言語聴覚障害学・特別支援教育）

プロローグ

言語聴覚士の視点から

―時間と場の中で，反応し合い，成熟する人間のことばを把握し，働き掛ける専門職を目指して―

● 小澤 恵美・國島 喜久夫

1. はじめに

Andrewsら[1]によると，吃音の大多数は，発語の開始から思春期までの時期のいずれか，多くは，2〜5歳，平均5歳，中央値4歳の幼児期に開始する．発症率はBloodstein[2]の検討した8本の研究によれば，平均4.2％，中央値4.9％である．有病率は思春期前の子どもで1％，青年期には0.8％に低下する[3]．自然に，または簡単な指導で治癒する率は，AndrewsとHarris[4]によれば，23〜80％（平均50.4％）である．通常，明らかな原因もなく開始し，発達性吃音（developmental stuttering）といわれる．これに対して，流暢に話していた人が，脳血管障害や変性疾患，頭部外傷による脳病変，脳損傷の後，吃音を開始したものを獲得性吃音（acquired stuttering, neurogenic acquired stuttering）という．脳病変や神経心理学的異常がない心因性獲得性吃音（psychogenic acquired stuttering）もある．詳細は第1章を参照されたい．

さて，発達性吃音は，幼児期に治癒しない場合は，児童期，青少年期，青年期，成人期と人間が成熟するまでの種々の過程や経験と絡み合い，時に人生上の深刻な問題にもなりうる障害である．筆者らは，病院という場で，幼児，学童，中高生，成人と，広い年齢層に渡り吃音の方々やその両親にお会いし，「吃音の原因は何なのか？」，「何とか治してほしい」，「見通しを持ちたい」との切実な願いを肌で感じながら働いている言語聴覚士（以下，言語士とする）である．本書の目的は，言語士と，臨床活動を中断することのない研究者，教育者が分担して執筆し，吃音の方々やその周囲の人々の悩みに向き合っている専門職に資することである．

吃音はどのような現象なのか？ なぜ生ずるのか？ 吃音の生理学的側面，認知科学的側面の主要な研究と理論，それらの治療や予防への意味について，本書第1章に紹介されている．第2章，3章は，幼児期の指導，学齢期の治療教育と，人のライフステージを軸として構成されている．なぜなら，各ライフステージに特徴的な様相，課題があり，それらと，吃音の状態，問題の持つ意味，働き掛けの持つ意味が相互に関連するからである．成人期の臨床は，重要かつ実り多い内容を持つが，本書では，ここプロローグで触れることに留めた．本

書を通して，吃音の持つ多次元性と多面性，人の生涯に渡る問題への拡がりを視野に入れていただければ幸いである．ここでは，日々臨床に携わっている一言語士の視点から，吃音をどのように捉え，どう働き掛けているのか，現状の問題点と今後の方向性について，吃音研究の動向をまじえて考えたい．

2. ことばの流暢性の障害としての吃音

　ことばが，音から音，語から語，文から文へと，スムーズに流れること（ことばの流暢性）は，一見簡単なことに思われるが，実際はことばを産生する生理学的，言語学的諸過程，意識的，潜在意識的心理過程の複雑かつ高度な協調運動が統合して機能して初めて実現する．吃音はことばの流暢性の障害の一つであり，「今，ここで」話している人間の内部のことばの産生過程における統合の破綻を示している．Perkins[5]は，発話が流暢であるということは，発話行動の全体のシステムが完全に統合されていることの現われであり，ことばの非流暢性は発話行動の統合のバロメーターであるとしている．人間の頭脳における正常な発話の過程がすべて解明されているわけではないが，ことばの流暢性の特質，および，ことばの非流暢性の意味することを理解していくこと，このことは，言語士として，吃音を評価し，軽減に向けて働き掛ける際に，繰り返し，立ち戻る出発点であると考える．

　ことばや表情，ジェスチャー，その他の方法で他者と情報を伝達し合い，考えや感情を表現し合うというコミュニケーションの場にある人間において，ことばの流暢性（fluency）と非流暢性（disfluency），吃音（stuttering）とはどのようなものなのか？　ことばの流暢性とは，Starkweather[6]によれば，ことばの容易さ（facility）を意味しており，ことばの連続性（continuity），速度（rate），努力性（effort）が正常のレベルにあって話す能力であり，さらに特有のリズムがあると定義できるかもしれないと記している．連続性とは，ことばがスムーズで，ためらいや中止することなく流れることとしている．それに対して，不連続性（discontinuity）はことばのつかえ（break）を意味しており，従来からのことばの非流暢性という用語より，さらに意味が明確になるとしている．吃音は，この不連続性（つかえ）や速度，努力性，リズムといった流暢性を構成する次元において捉えていく必要がある．

　ことばの非流暢性は，ことばのスムーズな流れにおけるつかえを指しており，いくつかの分類カテゴリーが検討されてきた．言語病理学診断法改訂第2版[7]では，音，音節，語または句の挿入，語の部分，語，句の繰り返し，言い直し，不完全な句，語の分断，音の引き伸ばし，リズムの不全，緊張を伴う間が挙げられている．Johnson[8]の幼児のことばの非流暢性の研究が初期の代表である．非流暢性は，言語の意味，統語，形態素，音，プロソデイーの，プラニングの修正や編集，発話運動のつまずき，情緒・心理面の状態など，話し手の内部を示す現象として人間に例外なくみられ多くの要因が関係していることが予想される．非流暢性のメカニズムについて，言語の発達，成熟，加齢による変化，個人差，言語障害全般における

生起の特徴，環境との相互交渉等の多角的観点から検討されるべきテーマであることは，以前から指摘されている[8]．伊藤[9]は，幼児の発話における非流暢性を言語発達との関連で検討し，非流暢性は特定の言語習得段階で生じやすいという一定の規則性を持った現象で，2～4歳は使用する文構造および文の長さに密接に関係する．非流暢性は，3～4歳で多いが，5～6歳になると減少し，発話の文処理機能の発達が果たす役割が重要である可能性を示唆している．吃音が上述の非流暢性と質的に同じ現象であり，吃音の増悪（進展）に伴い特徴が変化するのか，意味的に異なるのか，どのような吃音が持続しやすく，どのような吃音が治癒しやすいのか，吃音の予測は研究の重要なテーマである[10-12]．

本書第1章でも述べられている米国精神医学会（APA）による精神疾患の分類と診断の手引き[3]による吃音の診断基準は以下のようである．

A. 正常な会話の流暢さと時間的構成の困難（その人の年齢に不相応な）で以下の1つまたはそれ以上のことがしばしば起こることにより特徴づけられる．
  1) 音と音節の繰り返し
  2) 音の延長
  3) 間投詞
  4) 単語が途切れること（例：1つの単語の中の休止）
  5) 聴きとれる，または無言の停止（音を伴ったあるいは伴わない会話の休止）
  6) 遠回しの言い方（問題のことばを避けて他の単語を使う）
  7) 過剰な身体的緊張とともに発せられる言葉
  8) 単音節の単語の反復（たとえば，"て，て，て，てがいたい"）
B. 流暢さの障害が学業的または職業的成績，または対人的意思伝達を妨害している．
C. 言語―運動または感覚器の欠陥が存在する場合，会話の困難がこれらの問題に通常伴うものより過剰である．

吃音の原因論について触れない操作的な吃音の定義においても，吃音児者に特徴的な非流暢性（核となる非流暢性）を述べ，その非流暢性に反応して生起する二次性の行動について記し，さらに話し手の感情や態度について指摘している．核となる特徴的な非流暢性としては，音・音節の繰り返し，引き伸ばし，阻止がほぼ共通してあげられている．吃音の定義の一例をあげる．「音，音節，語の一部，語の繰り返し，阻止，引き伸ばしが核となり，これらが高頻度で異常に持続する．吃音は，これら基本的な核となる行動と核となる行動に反応して生起する二次性の行動，もがきや緊張，随伴運動を伴うことが習慣化するかもしれない．さらには，非流暢性や話すことに対して，特別な感情や態度を持つ．」[13]　吃音児者の発話過程にある破綻が生起し，それに対する反応として，いわば二次的に非流暢性が生じるとの見解から核となる非流暢性という捉え方に異論もある．しかし，核となる非流暢性，二次性の反応，話し手の感情や態度をそれぞれ評価することで働き掛けの方策を考えやすくなることは事実である．筆者は，さらに，吃音を含め非流暢性を広く把握しておくことが臨床的に有用であると考える．一つは，吃音は言語産生の過程の統合の破綻を示す流暢性の障害であると

の観点から，一つは，次に紹介するように，吃音臨床の場においては，人間のことばにおける吃音の問題はそのまま非流暢性の持つ意味へと拡がらざるを得ないと考えるからである．

3. 吃音および非流暢性の持つ意味と拡がり

　吃音臨床の場において吃音児者やその両親と言語士との間でさまざまなことが話される．それは人間のことばにおける吃音および非流暢性の持つ意味と拡がりの一部を提示しており，言語士が理解を深めていかなければならない課題となっている．
　実際の臨床場面（大学4年，男性，面接9回目）から，例をあげる．ことばの状態の近況報告から面接が始まる．

C（ケース）：最近っていうか先週位，自分でしゃべっていて，タ行のことばですごくつっかえるっていうか，べろが緊張してタ行のことばがぱっと上手に言えないなっていうのをズーと感じたのと，それと，しゃべりだす時に自分の身体がすごく緊張していて，その緊張を解いてからしゃべるっていうことをズーっと心掛けてやっていたんですけども，先週それが結構スムーズにできたような気がしたっていうか，そういう瞬間瞬間が自分で感じられてきたっていう，それが成果っていうか．

T（言語士）：なるほど．よかったですね．舌が緊張しているっていう様子をもうちょっと話していただけますか？　どんな感じですか？

C：舌が歯の裏側にこうペタってくっついっちゃっている．

T：くっついたまんま？

C：それでテテテってこう振動する．

T：アーなるほどね．ちょっとこう動きが何回かあって，その先に行かれないような感じなんでしょうかね．その時にエーていう母音の方まで出ている感じがしますか？　それとも tttt ていう子音のまんまで繰り返しているか，それはどうなんでしょうか？

C：母音の方は多分出てないと思うんですが‥いやそれでもやっぱり少しことばとして出ているかもしれない．ttt タタタって．

　………この後，言語士は，ケースの冒頭の話に含まれていた身体の緊張についてその緊張を解くことについて確認し，コミュニケーション場面の特徴により困難さは異なるであろうが，徐々に緊張を解く方向にいくことを勧める．次に，ケースが，もう少し話速度を緩めたほうがつっかえが少ないのでそうしたいのだができないと話す．「どのような時に速くなるのか？」との言語士の確認の質問に，たとえば友人の家に電話して相手が眠そうな様子であると相手にすまないと思い速く言おうとする．また人に聞き返されると速く言おうとしてつかえる．このようなやりとりから，コミュニケーションの相手，聞き手について，話が向かい，アルバイト先（開発中の商品について感想を述べる）で他の人の話を聴いた経験から，「他の人は，自分のペースで，そのしゃべり方が聞き手にとって聴きやすいしゃべり方かどうかそう

いうことをあまり気にすることなく自分流のしゃべり方でしゃべっていると思った．（ケースの場合は）しゃべることにすごい神経をつかって聴いている人の反応の方を気にしてしまっているとか，自分のしゃべっていることがちゃんと通じているのかすごい神経を使っていた」と，聞き手に対する態度を述べ，過度に聞き手の影響を受けるのも苦しい，一方，聞き手を考慮できない話し手も困るといったコミュニケーション全体の特徴に話が拡がった．

成人ばかりでなく，小学生，中高生，吃音児を持つ両親との間でも，さまざまに話題が展開される．図1に例を示す．枠内は話題の項目，→は一つの話題が他の話題と相互に関連を持ちながらやりとりされる可能性を示す．吃症状について話を聴くうちに，さらに広く，非流暢性一般の機能，発達的経過，言語行動の種々の側面や過程について，コミュニケーション行動，対人関係，一般的態度や性質，環境面について，さらには人生や生活全体を視野に入れた吃音問題の意味づけについて話される．

このケース，言語士の相互の活動の過程をモデルとして図2に示す．まず，ケースが話す，訴える，この時さまざまな情緒表出を伴う場合がある．言語士は，ケースの話，訴えを聴く，情緒表出を受け入れる，ケースとともに話の内容を確認しつつ，さらに理解し受け入れる，必要なら，そのテーマを拡大し深める，別の視点から問い掛けをしつつ問題の相対化，意味づけ，価値づけに向かう場合もある．ケースはこの過程で，できるだけ自己のペースで自己の問題の理解，整理，統合を行う．そして，情緒，態度面の安定をはかる．言語士は，この過程でケースに共感し敬意をもって接し，ケース，言語士が各自持っている条件（年齢，性），知覚や評価，判断，価値観などの個人差（自覚できる場合もできない場合もあり）を前提にしつつも，確実な知識や情報，観察のポイントを提供しなければならない．以下に，話題の展開，確認，言語士の知識の提供，方向づけの例を示す．吃症状が非流暢性の一種である「間」とどのように関連し話題が展開するかを例示する．（　）内は展開の過程を示す．

1. 電話や人々とのコミュニケーション場面において間が空くことへのいらだちや恐れについて訴えがしばしばある（ケースからの訴え）．
2. 実際の間の時間を測定したり観察しつつ，話し手自身および聞き手の知覚と評価，反応と態度について話し合う（確認）．
3. 間の研究では短い場合100 msec.前後から目的によっては2 sec.以上測定している[14]．課題場面では発達的に変化し，幼児，学童より，成人において減少する．言語内容のプラニング，およびそれを遂行する過程，および遂行をフィードバックする過程で間が生ずる．このような文形成過程で生起する間もあれば，情緒，感情が強くかかわる間，聞き手と話し手の相互交渉のダイナミックスにかかわる間もある．吃音症状の阻止（ブロック）も，話の流れが中断する側面を捉えれば一種の間であり，「間が空くのが恐い」という報告はよくある．発話における間，発話に対する間―沈黙の重要性については演劇，詩の創作，朗読，発表，カウンセリング等で，しばしば言及されるのを待つまでもなく，日常会話，談話でも重要である（情報の提供，別の視点の提示）．
4. 吃音に対する反応として，間に対して自然な態度がとれず話し終えるか終えないうち

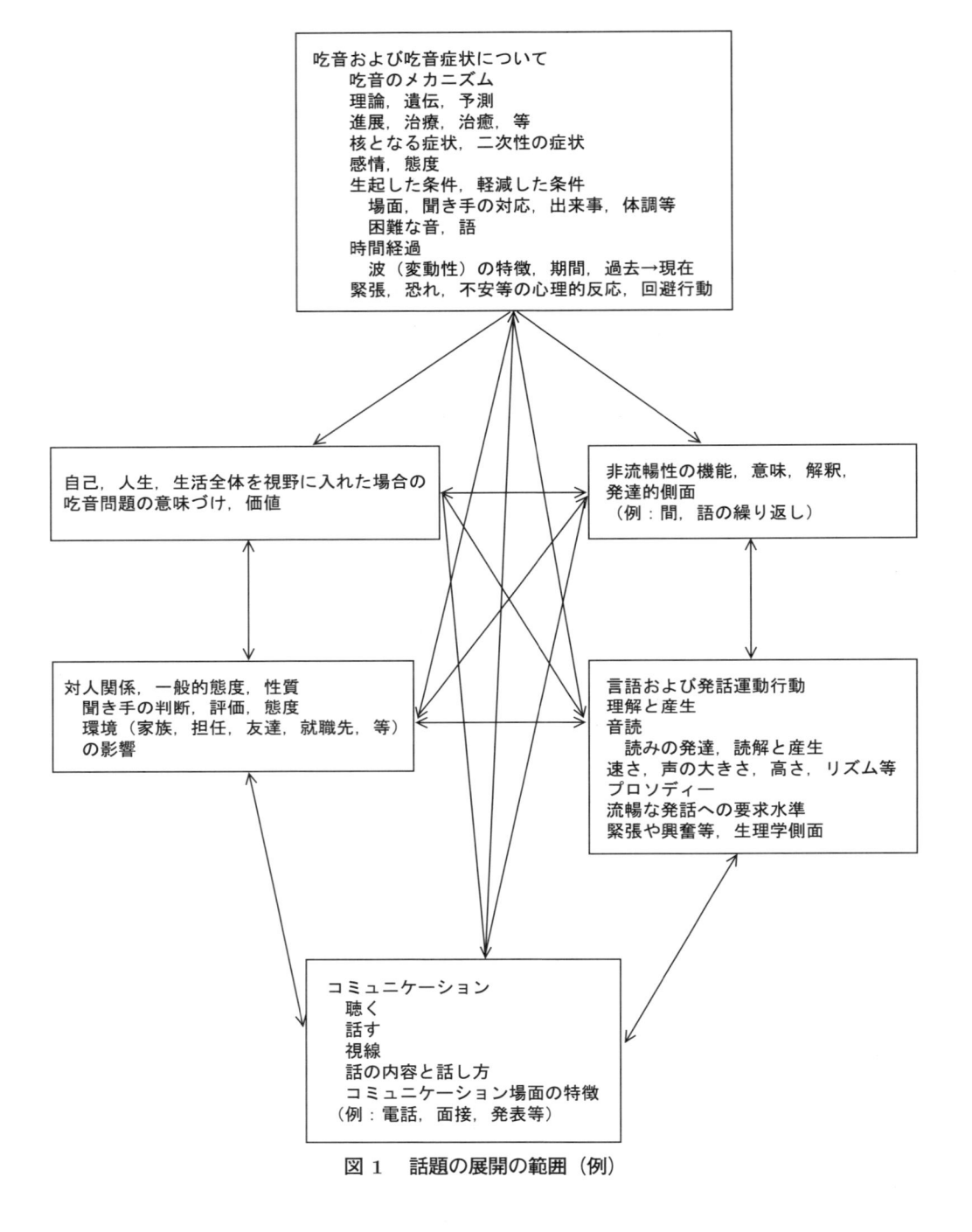

```
┌─────────────────────────────────┐
│ 吃音および吃音症状について       │
│   吃音のメカニズム              │
│   理論，遺伝，予測              │
│   進展，治療，治癒，等          │
│   核となる症状，二次性の症状    │
│   感情，態度                    │
│   生起した条件，軽減した条件    │
│     場面，聞き手の対応，出来事，体調等 │
│     困難な音，語                │
│   時間経過                      │
│     波（変動性）の特徴，期間，過去→現在 │
│   緊張，恐れ，不安等の心理的反応，回避行動 │
└─────────────────────────────────┘
```

┌─────────────────────────────────┐   ┌─────────────────────────────────┐
│ 自己，人生，生活全体を視野に入れた場合の │   │ 非流暢性の機能，意味，解釈，   │
│ 吃音問題の意味づけ，価値   │   │ 発達的側面   │
│   │   │ （例：間，語の繰り返し）   │
└─────────────────────────────────┘   └─────────────────────────────────┘

┌─────────────────────────────────┐   ┌─────────────────────────────────┐
│ 対人関係，一般的態度，性質   │   │ 言語および発話運動行動   │
│   聞き手の判断，評価，態度   │   │ 理解と産生   │
│   環境（家族，担任，友達，就職先，等）│   │ 音読   │
│   の影響   │   │   読みの発達，読解と産生   │
│   │   │ 速さ，声の大きさ，高さ，リズム等 │
│   │   │ プロソディー   │
│   │   │ 流暢な発話への要求水準   │
│   │   │ 緊張や興奮等，生理学側面   │
└─────────────────────────────────┘   └─────────────────────────────────┘

┌─────────────────────────────────┐
│ コミュニケーション   │
│   聴く   │
│   話す   │
│   視線   │
│   話の内容と話し方   │
│   コミュニケーション場面の特徴   │
│   （例：電話，面接，発表等）   │
└─────────────────────────────────┘

図 1　話題の展開の範囲（例）

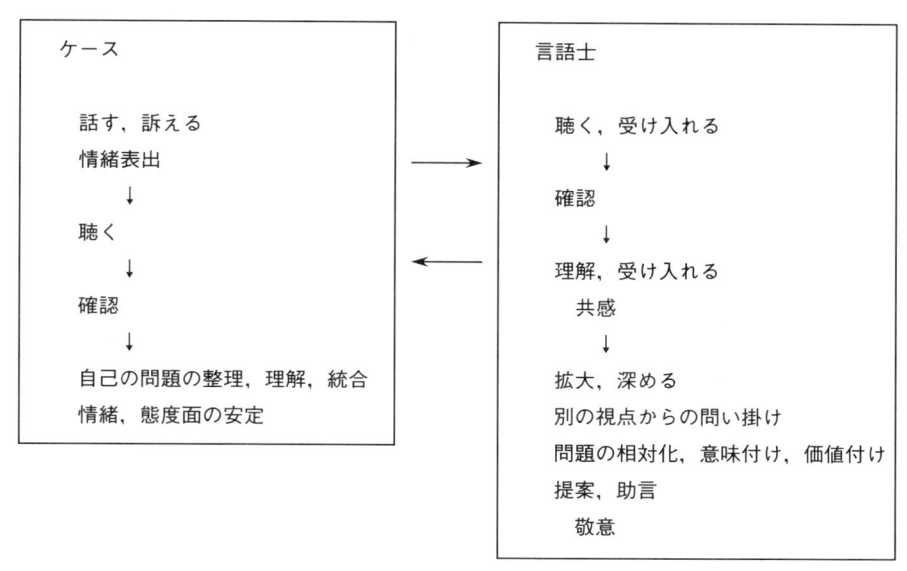

```
┌─────────────────────┐       ┌─────────────────────┐
│ ケース              │       │ 言語士              │
│                     │       │                     │
│   話す，訴える       │  →    │   聴く，受け入れる   │
│   情緒表出          │       │       ↓             │
│       ↓             │       │     確認            │
│     聴く            │       │       ↓             │
│       ↓             │  ←    │   理解，受け入れる   │
│     確認            │       │     共感            │
│       ↓             │       │       ↓             │
│ 自己の問題の整理，理解，統合 │       │   拡大，深める      │
│ 情緒，態度面の安定   │       │   別の視点からの問い掛け │
│                     │       │   問題の相対化，意味付け，価値付け │
│                     │       │   提案，助言        │
│                     │       │     敬意            │
└─────────────────────┘       └─────────────────────┘
```

図 2　展開する話題への言語士の対応

に話しだしたり，どもりが生起しないうちに話せるだけ話してしまおうとして自然な間を犠牲にすることがみられる（問題の整理）．

5. 間を理解し，間の後の自己の発話にある程度の平静さで対処できるようになるとかなり良い段階に入ったといえる（方向づけ）．

　間の話題の展開を一例としたが，図1の項目を一例とする吃音症状，吃音問題に関連する項目の一つひとつについて知識を整理し検討することにより，適切な吃音の評価，臨床における働き掛けがなされると考える．

4. 非流暢性の実際

　人の発話の中で非流暢な発話はどの程度，種類があるのか？　主要な非流暢性を例にとる．表1は，日本聴能言語士協会，日本音声言語医学会，吃音検査法委員会による吃音検査法（試案）で検討されている症状分類である．狭義の吃音症状と一般的な非流暢性，声や速度の変化を含め20カテゴリーあげられている[15]．2〜6歳の吃音児47名，非吃音幼児49名，小学1〜6年の吃音学童55名，非吃音学童60名，中学生以上の吃音，非吃音成人各20名の発話について非流暢性の実際を学会発表をもとに概観する[16-19]．発話は，単語の呼称，文，文章による絵の説明，質問応答，学童，成人には，さらに，単語の音読，文，文章による音読，モノローグ（あるテーマについて話す）の課題を行い非流暢性の分析を行った．非流暢性の種類上位6位の総発話数に占める割合を，表2に，幼児，学童，成人の順に示す．吃音児者の非流暢性で一番多いのは，幼児，学童では音節の繰り返しで，特に幼児期男児に多い．成人で

表 1　吃音症状分類

群	略号	症状カテゴリー	
A	SR：	音・音節の繰り返し	sound and syllable repetition
	PR：	語の部分の繰り返し	part-word repetition
	CPr：	子音部の引き伸ばし	consonant prolongation
	VPr：	母音部の引き伸ばし	vowel prolongation
	St：	強勢または暴発	stress, burst
	Ds：	歪みまたは緊張	distortion, tense
	Br：	とぎれ	break
	Bl：	阻止	block
B	Prep：	準備	preparation
	AR：	異常呼吸	abnormal respiration
C	WR：	語句の繰り返し	word and phrase repetition
	Er：	いい間違い	error
	Rv：	いいなおし	revision
	Ij：	挿入	interjection
	Ic：	中止	incomplete
	Pa：	間	pause
D	Rt：	速度	change of rate
	Voi：	大きさ，高さ，質変化	change of loudness, pitch & quality
	RA：	残気発話	speaking on residual air
E	Oth：	その他	others

吃音検査法＜試案 1 ＞（1981）より
言語症状のみ抜粋

も音節の繰り返しは存在するが，成人は阻止（ブロック）が 1 位となっている．幼児 6 位内に登場しない阻止が学童期にはあり，吃の進展の特徴の一つとして，緊張が強まり発声が一時的に阻止される症状が増加することが推測される．音節の繰り返しは非吃音児者においても 6 位内にあり，幼児，学童の発話の約 1%，成人の発話の約 0.5% 弱に存在する．非吃音者と吃音者の音節の繰り返しは聴覚的な印象として鑑別しにくいものとそうでないものがある．繰り返しの回数が非吃音児者では 1-3，最も多い繰り返しは 1 回で，緊張がなく楽であった．吃音児者の音節の繰り返しは，1-6～10 回に渡り，緊張のあるのが 5 割～7 割弱であった．

　非吃音児者の非流暢性の 1 位は，幼児，学童，成人，一貫して挿入である．幼児期はやや多く学童期でやや減少するが，成人期で男女共約 5% である．吃音児者においても挿入は多く非流暢性の 2 位を占める．幼児，学童共，非吃音児よりやや多い．特に成人吃音者男性では挿入が非吃音者の約 3 倍多い．これは，ことばを出しやすくするなどの工夫として挿入が使われる可能性を示すのかもしれない．非吃音児者の非流暢性の 2 位は，幼児が中止，学童が間，成人が言い直しである．3 位は，幼児が強勢，学童がとぎれ，成人は中止である．非吃音児の中止は幼児，学童，成人の順に減少する．吃音成人の中止が非吃音成人に比較して多いのは，緊張が強くなり言い掛けて中止することによる可能性がある．言い間違いは非吃音成人の 4 位に出現するが，吃音成人より多い非流暢性となっている．このような吃音者と非吃音児者の非流暢性の違いや共通性，年齢による推移を把握しておくことが，臨床的な評

表2 非流暢性の種類（上位6位）：幼児，学童，成人

%は，当該非流暢性数/総発語数×100

	1位	2位	3位	4位	5位	6位	
吃音幼児	音節の繰り返し	挿入	強勢	母音部の引き伸ばし	異常呼吸	間	
47名	12.0%	7.3	6.3	5.4	3.6	2.5	（4156 総発語数）
非吃音幼児	挿入	中止	強勢	音節の繰り返し	間	異常呼吸	
49名	6.8	1.6	1.5	1.0	0.9	0.9	（5493 総発語数）
吃音学童	音節の繰り返し	挿入	阻止	強勢	母音部の引き伸ばし	とぎれ	
57名	6.1	4.2	3.3	1.7	1.6	1.4	（17897 総発語数）
非吃音学童	挿入	間	とぎれ	言い直し	中止	音節の繰り返し	
60名	3.4	2.2	1.3	1.3	1.2	0.9	（18856 総発語数）
吃音成人	阻止	挿入	音節の繰り返し	強勢	中止	準備	
20名	14.5	10.9	6.5	2.7	1.7	1.4	（8599 総発語数）
非吃音成人	挿入	言い直し	中止	言い間違い	音節の繰り返し	とぎれ	
20名	5.2	0.6	0.5	0.4	0.4	0.4	（9218 総発語数）

大岡由紀江，鈴木夏枝，小澤恵美，他[16,17]
小澤恵美，原 由紀，見上昌睦，他[18]
Ozawa E, Ooka Y, Kunishima K, et al[19]　以上をもとに再編成した．

価，働き掛けに必要である．

5. 臨床方法の概観——吃音への評価と働き掛け

　吃音の臨床方法と目標は，吃音に対する自覚，症状特徴を含む進展段階と重症度，吃音児者の持つ言語，行動傾向，情緒・社会性などの条件と環境的条件，およびその相互交渉の特徴により個別に決められる．さらに，幼児期，学童期，青少年期，青年期，成人期，老年期という各ライフステージを基本的な条件の一つとする．臨床方法を吃音へのアプローチの直接性を軸に下記に6分類して述べる．吃音に対して間接的な働き掛けから入り，より直接的な働き掛けに進む．

5.1. コミュニケーションの場の設定と環境調整

　独り言では吃音は顕著に減少する．聞き手が存在するコミュニケーションの場で生起する吃音と，話し手，聞き手の特徴および相互交渉の観察，評価を行い，吃音の軽減を目標とする働き掛けをすることは吃音児者すべての臨床に一貫している．特に，吃音への自覚が明らかではない変動性（良悪の波）が大きい幼児においては，遊びを通してのコミュニケーションの場の設定と両親との面接による環境調整が重要である．家族間コミュニケーションにおける相互交渉の観察，言語士とのコミュニケーションを両親に観察してもらい，吃が生起，軽減しやすい条件について観察し働き掛けを試みる．両親との面接においては，それらの知見を踏まえて，吃音，言語，養育環境についての話し合い調整を行う．この段階では，ことば

の発達により非流暢性の一部は減少すること，吃音の自然治癒は幼児期に高いことを踏まえ，ことばの成熟を待つ視点を併せ持つことが一貫して必要である．本書第2章において幼児へのアプローチがまとめられている．

5.2. 情緒・心理面へのアプローチ

吃音児者および両親の情緒・心理面への対応は流暢な発話を得る条件を準備するためのみならず吃音治療を成立するための条件としても優先させる．特に，吃音の発現や維持に情緒・心理面の要因を仮定する場合は主たるアプローチとなる．情緒・心理面で不安定であったり葛藤や不安が強い場合，まず，その安定を目指す方策を選ぶ．幼児，学童の一部では遊戯場面を設定，学童の一部，中高生以上，両親に対してはカウンセリングを主体にする．言語士が可能な範囲で対応し，対応が困難であれば専門機関を紹介する．

5.3. 関連問題へのアプローチ

Bloodら[20]は650人の言語士への調査で，1,060人の学童期吃音児のうち68%は構音障害，言語（language）障害，学習障害，読みの障害，情緒障害，音声障害，口蓋裂，神経学的障害（脳性麻痺など）などの障害を合併しており，32%が吃音の他は特に障害はなかったと報告した．構音と言語と学習障害，構音と学習障害など一障害以上の合併は24%に及ぶ．関連問題とそれへの周囲の人々への対応を評価し対策を立てる必要がある．コミュニケーションの場の設定と環境調整を先行し一応の見通しを得てからが望ましいが，それのみでは吃音の状態が変化しない場合も，併行して関連問題の調整を行う．構音障害と吃音，言語発達遅滞と吃音，構音障害，言語発達遅滞と吃音など，併せ持つケースは多く臨床研究上検討すべきテーマは多い[21-23]．

5.4. 流暢性促進へのアプローチ

吃音症状の変動性が少なくなり（慢性化し），力の入った症状（緊張性の症状）が持続する場合，ほぼ流暢性が達成可能な条件や技法を設定して楽で流暢な発話を経験させ増大させる．流暢性促進のアプローチはVan Riper[24]が幼児を対象とする治療法として提唱した．流暢性をつまずかせるコミュニケーション上の圧力，たとえば，聞き手の注意を失う，妨害，競争，時間的圧力他多くの要因（fluency disruptors）に対して，発話運動のコントロールを安定させ流暢性を統合し促進することを目的とした．筆者は，吃音についての自覚が乏しく緊張性の症状が慢性化しつつある幼児や学童に流暢性促進訓練を行っている．中高生や成人に対しても流暢な発話を経験させる目的で行う．斉唱斉読，復唱，発話速度を緩和する，リズムを強調するなど，流暢性を得られやすい条件や技法を用いる．大橋は，幼児吃音に対して流暢

性発達支援の重要性を提唱している（第3章参照）．

5.5. 流暢性形成へのアプローチ

　流暢性を得やすい条件や技法を用いる点で上記の流暢性促進への働き掛けと共通するが，より訓練手続きを統制して（行動療法の枠組み等），流暢な発話の形成を図る．吃音治療を扱った教科書・文献において，吃音治療の目標を発話の流暢性を達成することに置くアプローチと楽な吃症状に改変することを目標とするアプローチに，二分して論じられてきた．たとえば，「吃音に対処する」アプローチと「流暢性に対処する」アプローチ[25]等．流暢性形成へのアプローチは発話の流暢性を達成することを目標とし，発話速度を減少する（slow speech），やさしい起声（gentle onsets），（発語器官の）ゆるやかな（軽い，やわらかい）接触（loose contacts, light contacts, soft contactsなど），息のコントロール（breath control），持続する呼気流（continuous airflow）等を技法とし，課題の長さや階層性，指示，吃への反応等，手続きを明確にし客観的なデータの集積にかなりの強調を置く点に特徴がある[26]．後述の吃音改変へのアプローチと異なり，吃音への否定的な感情や態度を減少させることにはここでは力点を置かない[13]．発話全体の流れにおける流暢性（前述のStarkweatherの定義によれば，連続していて，速さ，リズム，楽さが適性）を実施し経験することは，吃音や発語についての理解を促し感情や態度を変える可能性もある．DAF（聴覚遅延装置，第1章参照），筋電などバイオフィードバックを用いたアプローチ[27]も流暢性を形成する治療法として取り入れられている．

5.6. 吃音改変へのアプローチ

　Van Riper[24]により体系化され上述の流暢性形成と共に主要なアプローチの一つである．流暢性形成は発話全体の流れにおける流暢性を取り上げるのに対して，吃音改変はどもりのモーメント（瞬間）に対する対処を系統的かつ具体的に行うことである．その根底にある考え方は，吃音は神経生理学的な異常によって引き起こされているが，それに反応することで，複雑なもがき行動，回避行動になっており，治療目標は，より単純な許容できる新たな吃音（acceptable stuttering）への改変である．この過程において，吃音行動を自己の行っている行動として探索，分析する認知的過程（an identification phase），不安を持つ場面や音に直面し，段階的に負の感情を減少させる心理的過程（a desensitization phase），上述した新たな吃音への改変（a modification phase），改変した吃音を自動化，安定化する再学習の過程（a stabilization phase）を含む．実際の臨床では流暢性形成と吃音症状改変の両アプローチを統合して行うこともめずらしくない．

　さまざまな治療法に共通する要素として，Conture[10]は緊張（を下げる）と時間（速度を調整する）の2点をあげている．ケースの特徴に合わせて，緊張を主にするか，時間を主に

するか，両側面を取り上げるかなど，認知，行動，情緒・態度面からのアプローチの組み合わせなど有効な治療についての検討が必要である．Andrewsら[28]は成人の治療の効果について評価し，引き伸ばす発話（prolonged speech）とやわらかい起声（gentle onset）が有効であるとした．発話を引き伸ばす方法は一分間に50音節程度から始め次第に自然な状態に持っていく．音節のほか，語句，日本語では文節を単位にする方法もある．やわらかい起声では，やわらかく話し始め，やわらかく話し終える．日常の臨床において吃音行動への有効な対処のための手続きの検討が必要である．

　ここで，成人期の臨床でよく経験する「どもらない吃音者」についての特徴とその取り扱いについて特に具体例をあげて述べる．「どもり」ということばから一般の人が思い浮かべるのは，ほとんどが音・音節の繰り返しである．その他の症状，特に音声化されない症状についての知識は少なく，そのために吃音症状としてうまく話せなかったものを故意にそのようにしたと誤解したり，他の要因でそうなったと考えてしまう．吃音者のなかでも「どもらない吃音者」がそのような目に遭いやすい．ここでいう「どもらない吃音者」とは，1対1あるいは2, 3人の対面での会話ではほとんど「どもらない」タイプの吃音者である．常にどもらなければ問題はないが特定の条件の下では非常に高い確率でどもる．しかし日常生活の中でその条件が整うことは少なく，また発話を回避することもできる．したがって周りはその人が吃音者であることに気づかず，まして，そのことで悩んでいるとは夢にも思わない．どもる条件が整い，しかもそれを回避することができない時その人はどもる．症状は阻止（block）であることが多い．聞き手がどもっていると解釈してくれればよいが，さもないと誤解されて不利益を被ることになりかねない．次に具体例をあげる．

Aさん（学生）の場合

　通学定期券購入のため，大学の事務窓口で学割発行の手続きをする際，駅名をどもった．すると事務担当者は，Aさんが不真面目な態度をとったと誤解し，大学生なのだからもっとしっかりしなさいと強い口調で怒った．Aさんはとてもショックを受け，その後学校へ行くのもいやになってしまった．この時の主な吃音症状は阻止であった．どもった後に照れ笑いをしてしまったことも誤解された原因の一つになったと思われる．

Bさん（会社員）の場合

　会社で電話での応対における話し方を厳しく注意された．たとえば，「失礼します」ではなく，「失礼いたします」と言わなければいけない．「失礼いたします」と言おうとすると，「失礼」の後に阻止が起こり，ことばを続けられなくなるので，「失礼します」で済ませてしまう．そのたびに上司からそんな簡単なことがどうしてできないのか，と注意を受けた．もちろん忘れていたわけでも不注意だったわけでもなく言いたくても言えなかったのである．電話以外のことばのやりとりではほとんどどもらなかったので，この上司はBさんが吃音者であることに気づかなかった．そのようなことがあった日は家に帰って一人になると情けなくて涙

が出たそうである．しばらくしてBさんはこの会社を辞めてしまった．

　AさんBさん共に自ら吃音者であると告白すれば誤解は解けると考える方も多いかもしれないが，それほど簡単にはいかない．そうしたところで言い訳をしていると思われる可能性もある．二人とも過去に告白したことがあるが，そのたびに，そんなことはない，誰でもそうなる，気にしすぎ等と言われた経験をしており，告白してもどうせわかってもらえないとあきらめている．

　「どもらない吃音者」にどのように対処すればよいのか．まずは特定の状況でどもるという本人の訴えをよく聞くことである．気にしすぎであるとか何ともないとか，本人の訴えを否定することは避けた方がよい．どのような状況で，どのように困っているかを聞き取り，その悩みを受けとめることから始める．その後で今あなたが話していることばは言語聴覚士である私が聞いても流暢であると判断できるものなので，一般の人があなたが吃音者であるとわかるはずがない．限られた場面で，しかも阻止でどもった場合あなたがどもったと思わなくても不思議ではないことを説明する．過去に聞き手が誤解したことも無理からぬところもあったことを理解してもらう．誤解を防ぐためにはどもらなければよいが，一足飛びにそこまでたどりつくのは難しいので，まずは「よくどもる吃音者」のようにどもっていることを聞き手にわからせればよい．一般の人が考える「よくどもる吃音者」とは，音・音節の繰り返しが頻発するタイプである．このタイプは吃音者であることがすぐに聞き手にわかるが，普通に話せないのは吃音のせいであると「正しく」認識され誤解されることが案外少ない．つまり，「どもらない吃音者」は阻止ではなく繰り返しや引き伸ばしなど音声化された症状に変えることである．そしてその後ひるまずに話し続けることも大切である．音声化された吃音症状についてはさらに軽減を図る．「どもらない吃音者」の悩みは吃音が目立たないだけに周囲の者がわかりにくい．たまにあらわれる吃音症状を誤解され思わぬ不利益を被ることもある．少なくとも言語士は適切な対応ができるように望みたい．

　個人治療がある段階に至った時，あるいはケースの特徴やニーズに応じてグループセラピーが有効になる場合がある．吃音者自身のセルフヘルプグループの活動が国際交流を含めて活発であり，狭義の言語の流暢性の達成を目標とするというより，吃音に対する態度やコミュニケーション，自己表現の理解，あるいは，吃音児の家族，学童，中高生を支える活動が行われている．

　日本における最近の治療研究は，幼児吃音においては，綿密な情報収集，治療経過の分析を含む吃音のメカニズムについての仮説や，タイプ予測を視野に入れた縦断的研究が特徴的である[29,30]．学童期については，ことばの教室を中心に，心理，発達，教育的観点を統合したアプローチによる多くの事例報告がなされている．成人についてはリズム発話や速度の制御[31]による治療研究などがある．

6. 今後の課題と展望

　ことばの流れにおける流暢性の障害を吃音と捉える時，基本的には，正常な言語産生の過程が解明され，吃音のさまざまな特性（変動性等）が，矛盾なく一貫して説明されることが必要である．流暢性が成立する条件，非流暢性と吃音の各々のメカニズム，共有する特徴と異なる特徴を整理することである[32]．たとえば，言語における統語的複雑さは流暢性のつまずき，非流暢性に強く関係し文の長さはそれより弱いなど，吃音，非吃音児者に共通する現象であるが，吃音児者に特徴的な要因があるのか？　あるいは，吃音児者のスピーチにのみあらわれる筋活動の動揺（oscillation）があれば特徴の検討に役立つ[33]．

　流暢性，非流暢性，吃音が，人の生涯に渡り，どのように発達し変遷するのか，言語行動，認知，情緒，社会性，環境側の条件と，相互にどのように関連するのか，共通の視点で分析することである．Peters ら[34]は，このような観点で吃音の進展をまとめている．

　臨床の場において両親から求められるのは，「子どもの吃音が治癒するのであろうか？」との見通しである．吃音になりやすいグループ（ハイリスクグループ）の研究，治癒しやすさ持続しやすさの予測の研究の重要性は多くの研究者の指摘するとおりである[10]．Yairi[12]は，32 名の発吃後まもない吃音児の縦断研究において，吃が持続するグループは治癒したグループに比較して，発吃年齢の遅さ，言語の理解，産生の遅れ，家族性（遺伝）の要因があることを見いだした．今後も予測の研究は吃音のサブグループの研究とともに，より詳細になることが予想される．意味あるサブグループの同定のために，吃音がスピーチに特定された障害なのか，全般的な感覚運動の欠陥のあらわれなのか，発達遅滞，特に言語発達遅滞や未熟，機能性構音障害との関係，情動・情緒・態度，心理面，環境面，家族性（遺伝）の特徴，獲得性吃音，早口症等の鑑別等，広範囲に渡る研究と情報収集が必要である[32]．

　これらの研究のためにも機器による客観的評価，治療における機器の使用は増大するであろう．MEG 等による脳の研究，コンピュータによる吃音頻度や種類の計測，音響分析による予測，ファイバースコープによる観察，表面筋の筋電図や自律神経系の生理学的状態をモニターする機器などを用いたバイオフィードバック法，DAF（聴覚遅延装置）による速度のコントロール，テレビ電話など視聴覚機器を用いたクリニック外での治療などが考えられる．

　幼児から学童期初期は，特に両親，兄弟姉妹，祖父母，友達，教師など周囲の人々とのコミュニケーション，コミュニケーション上のストレス，対人関係，養育態度とそれに関連する吃あるいは非流暢性の分析と対処が重要である．

　言語発達の各局面，たとえば，言語の理解と産生の発達，発話意欲と言語の理解，産生能力とのバランス，統語，音韻，プロソディー（速度，リズム，抑揚，声の高さ，大きさのコントロール，流暢性）の言語の各過程の発達の様相，発話運動能力，メタ言語知識の発達，さらには，言語と全体的発達について観察し，対処できることについては方策を立てる．

学童期以降社会に出るまでは，教育的側面，学科や生活についての配慮も必要である．臨床においては吃音行動への有効な対処のための手続き，治療法の有効性の検討が必要である．

吃音に対するあせり，いらだち，不安などの感情，否定的，回避的傾向など，吃音に対する態度の評価，認知面，心理面への働き掛けは，小学生頃より必要である．認知することで吃音が改変しやすくなる等，態度と吃音の状態の両面を視野に入れての評価治療が必要である．既存の評価法はあるが，小学生から成人まで日本の風土に適した信頼性妥当性のあるコミュニケーションの態度尺度，吃音に対する態度尺度の検討作成が必要である．

吃音治療の終了時期の検討も重要な課題である．Peters[13]は，治療の目標として自然な流暢性とコントロールされた流暢性の達成をあげている．自然な流暢性を得ての終了は，幼児期が最も多く次第に減少する．したがって，自然な流暢性を得ての終了ばかりでなく複数の改善の目安を検討することが意味を持つ．また各々のライフステージ（入学（園），卒業，就職，結婚等）を現実的な区切りとする傾向もみられる[35]．複数の改善の目安とは，たとえば，緊張性やもがきの少ない単純な言語症状，随伴症状の消失（ないし減少），回避行動が減少し，吃音問題に対する態度が改善する，日常のコミュニケーション場面で自由に発話できる，情緒，社会性の発達と成熟，関連する自己の問題への理解が深まる等である．

吃音の予防のため，あるいは早期に問題を解決するため，ひいては，吃音があっても話しやすく本人にとって大きな問題にならない周囲のあるいは社会的な条件をつくること，および教育が必要である．周囲の人々に相手の話を聴く態度が一貫してあり，吃音児者が自他に対して，あせらずに話すことができる，その意義を解明することは言語士の仕事の中心の一つと考える．日常生活における自然な文脈におけるコミュニケーション（言語のプラグマティックな側面），たとえば母子間および家族間コミュニケーションにおける相互交渉と吃音の生起の研究により周囲や社会に向けて，より具体的な提言が可能になるであろう．幼児を育てつつ吃音治療を受けている女性が，正に同じ時期に音節の繰り返しが目立ってきたわが子に，丁寧な暖かいコミュニケーション（子どもからの話し掛けを敏感にキャッチし，受け入れる，子どものペースで話し掛ける等）をすることで何事もなかったかのように乗り切り子どもの流暢性が回復していく過程を経験したことがある．その女性の父親に吃音があることから，たとえ吃音に遺伝要因があっても吃音を予防することのヒントが，この若い母親のコミュニケーション態度にあるように思われてならない．

音読練習に取り上げる詩を小学6年生の男の子に任せた際，しばらくして彼は以下の詩を選び，筆者は共感した．「ぶどうに種があるようにわたしの胸に悲しみがある．青いぶどうが酒になるようにわたしの胸の悲しみよ，喜びになれ」（「ぶどうに種があるように」高見　順，音読集6)[36]

言語士は人間のことばの過程への理解を深め，吃音問題の予防，早期の解決，有効な治療に向けて努力せねばならない．そして，吃音問題を経験することで，両親の子どもに対する，あるいは吃音児者の自身に対する洞察と受け入れが深まる過程に敬意を持って立ち合っていきたい．

引用文献

[1] Andrews G, Craig A, Feyer A, Hoddinott S, Howie P, & Neilson M：Stuttering: A review of research findings and theories circa 1982. *Journal of Speech and Hearing Disorders* 48: 226–246, 1983.

[2] Bloodstein O: A handobook on stuttering（3rd ed）. Chicago, National Easter Seal Society, 1981.

[3] 米国精神医学会（高橋三郎, 大野　裕, 染矢俊幸訳）：DSM-IV　精神疾患の分類と診断の手引. 医学書院, 1998.

[4] Andrews G & Harris M: The syndrome of stuttering. *Clinics in Developmental Medicine*（No.17）, London, Heinemann, 1964.

[5] Perkins WH: Speech pathology and applied behavioral science. Saint Louis, The C.V. Mosby Company, 1971.

[6] Starkweather CW: Fluency and stuttering. Englewood Cliffs, Prentice-Hall, 1987.

[7] Darley FL, Spriestersbach DC: Diagnostic methods in speech pathology（2nd ed）. New York, Harper & Row, 1978.（笹沼澄子, 船山美奈子監訳：言語病理学診断法（改訂第2版）, 協同医書出版社, 1982.）

[8] Johnson W: Stuttering in children and adults. Minnesota, University of Minnesota Press, 1955.

[9] 伊藤友彦：幼児の発話における非流暢性に関する言語心理学的研究. 風間書房, 1994.

[10] Conture EG: Stuttering（2nd ed）. Englewood Cliffs, Prentice Hall, 1990.

[11] 早坂菊子, 小林宏明：言語発達遅滞型吃音幼児の診断・治療過程——U仮説に基づいて——. 音声言語医学 39: 388–395, 1998.

[12] Yairi E, Ambrose N, Paden EP, et al: Predictive factors of persistence and recovery : pathways of childhood stuttering. *Journal of Communication Disorders* 29: 51–77, 1996.

[13] Peters TJ, Guitar B: Stuttering—an integrated approach to its nature and treatment. Baltimore, Williams & Wilkins, 1991.

[14] Rochester SR: The significance of pauses in spontaneous speech. *Journal of Psycholinguistic Research* 2: 51–81, 1973.

[15] 赤星　俊, 小澤恵美, 國島喜久夫, 鈴木夏枝, 土井　明, 府川昭世, 森山晴之：吃音検査法＜試案1＞について. 音声言語医学 22: 194–208, 1981.

[16] 大岡由紀江, 鈴木夏枝, 小澤恵美, 他：非吃音幼児に対する吃音検査法＜試案1＞の実施. 聴能言語学研究 7: 124, 1990.

[17] 大岡由紀江, 鈴木夏枝, 小澤恵美, 他：吃音幼児に対する吃音検査法＜試案1＞の実施. 聴能言語学研究 11：90, 1994.

[18] 小澤恵美, 原　由紀, 見上昌睦, 大岡由紀江, 鈴木夏枝, 他：学童期吃音児の非流暢性について. 聴能言語学研究 12: 98, 1995.

[19] Ozawa E, Ooka Y Kunishima K, Moriyama H, Suzuki N: Tentative assesment procedure for stuttering. *Folia Phoniatrica XXth Congress of the International Association of Logopedics and Phoniatrics* 38, 1986.

[20] Blood GW & Seider R: The concomitant problems of young stutterers. *Journal of Speech and Hearing Disorders* 46: 31–33, 1981.

[21] 小林宏明, 早坂菊子, 中西靖子：発吃1年未満の音韻障害を併せ持つ吃音幼児の特徴——発話分析および発達スクリーニング検査の結果をもとに——. 音声言語医学, 38: 273–280, 1997.

[22] 若葉陽子：早発性吃音男児の言語発達と言語能力. 音声言語医学 37: 443–454, 1996.
[23] Yaruss JS, Conture EG: Stuttering and phonological disorders in children: examination of the covert repair hypothesis. *Journal of Speech and Hearing Research* 39: 349–364, 1996.
[24] Van Riper C: The Treatment of Stuttering. Englewood Cliffs, Prentice-Hall, 1973.
[25] Curlee RF, Perkins WH: Nature and treatment of stuttering: new directions. London, Taylor & Francis, 1985.
[26] Conture EG & Guitar BE: Evaluating efficacy of treatment of stuttering : school-age children. *Journal of Fluency Disorders* 18: 253–287, 1993.
[27] Craig A, Hancoke K, Chang E, McCready C, Shepley A, McCaul A, Cospello D, Harding S, Kehren R, Masel C, Reilly K: A controlled clinical trial for stuttering persons aged 9 to 14 years. *Journal of Speech and Hearing Research* 39: 808–826, 1996.
[28] Andrews G, Guitar B, & Howie P: Meta-analysis of the effects of stuttering treatment. *Journal of Speech and Hearing Disorders* 45: 287–307, 1980.
[29] Wakaba YY: Group play therapy for Japanese Children who stutter. *Journal of Fluency Disorders* 8: 93–118, 1983.
[30] 早坂菊子, 千本恵子：吃音におけるD-Cモデルからの検討——一卵性双生児不一致の症例. 音声言語医学 38: 182–189, 1997.
[31] 苅安　誠：吃音のブロック症状に対するリズム発話と運動制御アプローチの効果. 音声言語医学 31, 271–279, 1990.
[32] Cooper JA（ed）: Research needs in stuttering: Roadblocks and future directions. *ASHA REPORTS* 18, Rockville, American Speech-Language-Hearing Association, 1990.
[33] Smith A: Neural drive to muscles in stuttering. *Journal of Speech and Hearing Research* 32: 252–264, 1989.
[34] Peters HFM, Starkweather CW: Development of stuttering throughout life. *Journal of Fluency Disorders* 14:303–321, 1989.
[35] 小澤恵美：吃音治療の終了時期の実際. 聴能言語学研究 14: 203–205, 1997.
[36] まどみちお, 瀬川栄志監修：音読集6　しおさい. 光文書院, 1994.

第 1 章

吃音の生理学的側面

●府川　昭世

1. はじめに

　Deacon[1]によると、「ヒトの音声技能は、少なくとも 200 万年前のホモハビリスにおいて、ヒト以外の霊長類を最初に引き離した．………音声操作の能力は 100 万年以上にわたって連続的な発達過程をとったようである．」ではいったい，吃音はいつごろからあったのだろうか．旧約聖書の出エジプト記に、モーゼが主に言う言葉がある．「ああ、主よ．わたしはもともと弁が立つ方ではありません．………全くわたしは口が重く、舌の重い者なのです．」ひょっとすると、モーゼは吃音者だったのかも知れない．文献によると、歴史上偉大な業績を残した人物に少なからず吃音者がいたようである．とかくネガティヴなセルフイメージを抱く吃音者には勇気づけられる情報ではあるが、紀元前1300年頃からこの障害が存在したらしいにもかかわらず、原因や治療法は依然として解明されていない．

　吃音を身体の構造や機能の障害と考えて、治療法を行った医者や学者が、17 世紀頃からいた．19 世紀のヨーロッパやアメリカでは、構音器官の一部を手術することによる治療がなされたが、効果は部分的であり、永続的なものではなかった．一方、吃音を神経症とみなす考え方や、不規則な神経活動や神経支配の不調和によって吃音が発現するという考え方も 19 世紀にはすでに存在したようである．

　言語病理学の進歩に伴って、Orton[2]と Travis[3]は、"cerebral dominance theory" を唱えた．これは、左右の大脳半球間に優位性が確立していないと発声発語器官の協同運動が乱され、吃音が生じるという考え方であった．この理論は、多くの研究を導いたが有効な治療法は見つからなかった．

　1970 年代以降、吃音者の生理学的特徴を明らかにする研究、吃音と遺伝に関する研究、吃音の神経科学的研究等が数多くなされた．はじめは状態を記述する定性的研究であったが、次第に定量的研究に移行していった．しかし、研究結果を包括的に解釈し、吃音の発症メカニズムに関する仮説や非流暢性発話の脳内モデルの提唱には極めて慎重であった．

筆者は生理学の専門家ではないが，長年にわたり disfluent speech の発現メカニズムに関心を持ち，人工吃音[4]と呼ばれる遅延聴覚フィードバック効果（DAF 効果）に関する実験的研究を行ってきた．研究を進めるにつれて，speech production と脳，随意運動と脳の問題に対面せざるを得なくなった．

本章では，吃音の生理学的・神経科学的・認知科学的研究のいくつかを紹介し，吃音に関する情報を整理して，吃音をどのように説明できるか，これらの研究や理論が治療や予防にどのように役立つか，考察を試みることとする．

2. 吃音の疾病分類：発達性吃音と獲得性吃音

アメリカ精神医学診断マニュアル（DSM-IV）では，吃音はコミュニケーション障害の一型と分類され，"正常な会話の流暢性と時間的構成の障害（身体的欠陥がある場合，その欠陥に伴う以上の流暢性の障害がある）があり，そのことが学業的・職業的・対人的意思伝達に困難を招いている"と定義されている．

一方 WHO では，吃音を次のように定義している．"話者は，自分が何を言いたいか知っているが，不随意的に生じる繰り返し，引き伸ばし，発声の停止のために言うことができないようなスピーチのリズムの障害を吃音という"．言語障害の分野では最近，その発症時期から吃音を，発達性吃音と獲得性吃音に分類する考え方がある[5-7]．

1. 発達性吃音：3 歳から 5 歳にかけて発症する場合が多く，性差（男子は女子の 3-5 倍多い）があり，有病率（prevalence）は約 1% といわれている．
2. 獲得性吃音：大人になって発症する．2 つのタイプに分けられる．
    - 神経原性吃音：脳血管障害，頭部外傷，中枢神経系疾患，脳腫瘍，薬物によって発症する吃音
    - 心因性吃音：心理社会的原因があって発症する吃音

そのケースを発達性吃音とするか獲得性吃音とするかの判別に役立つものに，言語症状の特徴がある．表 1 は，多くの研究者が観察した発達性吃音者と獲得性吃音者の言語症状や発症の性比・治癒率の違いについてまとめたものである．それにしても，獲得性吃音はその原因が神経原性（neurogenic）か，あるいは心因性（psychogenic）か明確であるのに対して，発達性吃音の発症の原因は混沌としている．

歴史を振り返ってみると，発達性吃音の原因論は素因説（Orton & Travis の大脳半球優位説，West の生化学理論，Eisenson の保続理論，Mysak の耳聴理論）と環境説（Johnson の診断原生説，学習理論の立場，Sheehan の接近回避葛藤理論）および神経症説に大別されるが，発症メカニズムを明らかにするには，素因とは何か，いかなる環境因と組み合わさると発症するか，さらに Van Riper や Bloodstein の "吃音の進展" はいかなる因子のはたらきで起きるのか等を説明する必要がある．吃音の生理学的研究は，吃音の発症と進展のメカニズ

表 1　発達性吃音と獲得性吃音の特徴

	発達性吃音	獲得性吃音
言語症状	適応効果あり	適応効果なし
	一貫性ある場合が多い	一貫性なし
	非流暢性は文頭や語頭音または強勢音に生じる	非流暢性はすべての音に起きる可能性がある
	非流暢性は主に内容語に生じる	非流暢性は内容語にも機能語にも生じる
	話すことへの不安がある	話すことへの不安は少ない
	二次的症状がある	二次的症状が少ない
	歌で改善される	歌で改善されない
	コーラルリーディングで改善される	コーラルリーディングで改善されない
	マスキングで改善される	マスキングで改善されない
	重症度は軽・中・重さまざま	重症度は軽度は少ない
	母音のシュワ化がみられる	母音のシュワ化はない
	神経疾患はない	神経疾患・精神疾患を伴う
発症時期	幼児期，児童期	青年期，成人期
男女比	児童期 3:1 成人期 8:1	12:1
治癒率	最大 約80%	約30%

ムを明らかにするための一つのアプローチである．まず最初に，獲得性吃音について情報を整理してみよう．

3. 獲得性吃音

3.1. 獲得性神経原性吃音：Acquired Neurogenic Stuttering

　獲得性の神経学的疾患に伴う吃音（SAAND：Stuttering Associated with Acquired Neurological Disorders）のことである．神経学的疾患としては，①脳血管障害，②外傷性脳損傷，③錐体外路性疾患，④脳腫瘍，⑤脳炎，⑥アルツハイマー病，⑦薬物中毒，などが報告されている．

　発達性吃音もそうであるが，神経原性吃音も原因・症状・経過が単一の障害ではない．ある場合は一時的で，吃音症状が消滅していくし，他の場合は継続する．またあるものは，スピーチ，ランゲージ，認知の障害を伴う場合がある．したがって，錐体路，錐体外路，皮質延髄路，小脳運動システムおよびその周辺の障害の結果発症することが多い．神経学的疾患の部位を同定するために，CT（Computerized Tomography：コンピューター断層撮影法），MRI（Magnetic Resonance Imaging：磁気共鳴画像法）が用いられる．脳の機能を知るためには，PET（Positron Emission Tomography：ポジトロン断層撮影法），SPECT（Single Photons Emission Computerized Tomography：単体フォトンを用いたコンピューター断層撮影法）などにより rCBF（regional Cerebral Blood Flow：領域別大脳血流）が測定される．

神経原性吃音と失語症との関連は，文献上神経原性吃音の35%はある程度失語症を伴っているという報告がある．また，失語症を伴った3つのタイプの神経原性吃音が報告されている．

1. aphasic stuttering：流暢性障害はランゲージの障害の一部
2. stuttering with aphasia：失語症への心理的反応としての流暢性障害
3. dysarthric stuttering：運動障害性構音障害の回復期にあらわれる場合の吃音

以上をまとめると，神経原性吃音を次のように定義することができる．"神経疾患に伴う吃音は，言語形成や精神医学的問題の結果ではなくて，不随意的に生じる繰り返しや引き伸ばしによって顕著に特徴づけられる流暢性障害をいう"．さらに，大人になった発達性吃音者や心因性吃音者と区別する言語症状として，以下のものがある．

1. 流暢性障害は形態素の自立単位においても，非自立単位においても起きる．
2. 話し手は，困ってはいるが不安はない．
3. 繰り返し・引き伸ばし・つかえは，語や発話の始めに起きるとは限らない．
4. 二次的症状（顔をしかめる，まばたき，首ふりなど）は非流暢な瞬間には起きない．
5. 適応効果がない．
6. あらゆるタイプの言語課題に比較的一貫して吃音が起きる．

神経原性吃音かどうかを鑑別する上で重要なことは，詳細なケースヒストリーを調べることである．

1. 現在のことばの障害がいつ発症して，どのような治療を受けたか
2. 患者の利き手，家族の利き手
3. 患者のスピーチ，ランゲージ，学習に関する既往歴
4. 患者が受けた教育，修了したかどうか（学歴）
5. 職歴
6. 家族のスピーチ，ランゲージ，学習に関する障害
7. 病歴

Helm-Estabrooks[8]は，神経原性吃音の鑑別には次のような課題を行うとよいと提案している．①失語症鑑別検査，②文章の音読，③系列化されたスピーチ（1から30まで数える，12ヵ月の名前，祈りのことば），④よく知っている歌を歌う．

吃音と似た障害にPalilalia（同語反復症）がある．吃音と違って，Palilaliaは音素や音節の繰り返しや詰まりというより，語や句全体を繰り返し，スピードが増したり明瞭度が低下する．Helm-Estabrooksは，自験例として"あなたのお名前は"と聞かれたPalilalia患者が，"My name, my name, my name………"を30回以上繰り返したことを報告し，Palilaliaが基底核を侵す疾患と関連していることが多く，これは吃音とは区別して考える方がよいと述べている．

特殊な神経原性吃音として，Rosenfield & Freeman[9]は喉頭切除後に発症した2例の吃音を報告した．

[ケース1] 男性，71歳，右利き

家族に吃音者はいない．59歳の時，喉頭切除術を受け，1年後に発症．食道発声によるスピーチの練習をしていたとき，air-injection technique をしようとしたときにどもりはじめた．彼は，吃音症状の出現を，「このようなやり方でことばを話すことなどできそうにないという無力感から来た」と述べている．他の air-injection technique を教えられてから吃音はおさまった．

[ケース2] 男性，67歳，右利き

吃音の家族歴なし．63歳で手術して以来，どもる．3年以上，人工声帯を使用．repetition, interjection, prolongation の disfluency あり．もがき行動とフラストレーションあり．彼は，自分の吃音を人工声帯への心理的な拒否によって生じたものかも知れないと述べている．

このような場合の吃音は，喉頭の存在や機能という末梢器官そのものの問題ではなく，スピーチプロダクションやスピーチモーターコントロールに関するより高次の問題であることが明らかになった．これらには代替発声を行うための中枢における発声のプログラミングの一部変更が，スピーチ全体の運動プログラミングのタイミングを狂わせて吃音を誘発している可能性がある．また代替発声の困難や不快感による発声のモチベーションの低下が，発声のタイミングを遅らせている可能性も考えられる．

3.2. 獲得性心因性吃音：Acquired Psychogenic Stuttering

神経原性吃音に比べると，心因性吃音と診断されるケースは比較的少ない．心理社会的原因があって発症し，しかも神経原性吃音にはみられない特徴が結び付いた障害である．Baumgartner & Duffy[10] は 69 名の患者の特徴をまとめている．患者のすべては，Mayo Clinic で臨床家から心因性吃音と診断された．そのうち 20 名は，神経疾患を伴っていた（頭蓋内損傷，てんかん，etc.）．2名は軽い失語症の既往があったが，検査時には消滅していた．

Baumgartner & Duffy は，発話の流暢性障害という症状だけで心因性吃音か神経原性吃音かを鑑別することはできないが，心因性吃音の特徴として以下の4つのものがあると述べている．
1. 1-2 セッションの行動療法に素早くまた良好に反応する．
2. もがき行動やその他の不安の徴候がある．
3. ある場合に特異的に吃音が生じる．
4. 構文の異常（"Me get sick" など）と，ほとんどあらゆる音素の多くの繰り返しと同時に，首を振ったり，しかめつらをしたり，腕の震えなどの随伴症状を伴う．

また Dale[11] も獲得性心因性吃音の特徴を以下の8項目にまとめている．

1. 突然の発症．
2. 重要な出来事に関連して起こる．
3. スピーチパターンは初頭音節やストレスのある音節の繰り返し．
4. 斉読，マスキング，DAF，歌などでほとんど改善しない．
5. 面接のはじめに流暢に話せることがほとんどない．すでに十分学習した社会的反応でさえもどもる．
6. 面接のはじめ頃は，患者は自分の吃音にほとんど関心を示さない．
7. 吃音を避けたり，隠したりする二次的徴候はほとんどない．
8. 復唱の際も，音読や会話と同じパターンの非流暢性を示す．

筆者も獲得性心因性吃音とみなされるケースに一度面接したことがある．面接時の7年前は言語に全く異常がなかった．失恋による自殺企図の後，突然吃音が発症した．3ヵ月入院し，その後3ヵ月通院した．面接時，薬は服用していない．流暢性障害は，音節の繰り返し，重度のつかえ，口・顔面・首・手・指の随伴運動がみられた．筆者が仕事のことをたずねると，「うけうけうけけつけつけウォをやってまままましたが，ししごとをのののでしょうしょうがいたいたいたのですか」など，語が分解してしまう．手が震え，首を振り，声が次第に大きくなり，最後は爆発的になり「ソウダネ，ソウダネ」と首を振って終る．職場の上司が見かねてケースを紹介してきたのに，本人は全く治療を受ける気がなく一回の面接で終ってしまった．

Duffy & Baumgartner も心因性吃音の約半数しか治療を受けないと報告している．たとえ全患者が治療を受けたとしても成功率は低い．心因性吃音の原因として，Duffy & Baumgartner は転換反応，不安神経症，抑うつ症をあげている．ある患者は以前には，神経疾患の既往はなかった．

Baumgartner[12]は「獲得性心因性吃音の診断と治療にあたって，speech language pathologist（SLP）は患者を精神科の専門医に紹介することは必ずしも必要でない．これらの患者はSLPだけでしばしば成功裡に処理され得ることがある」と述べている．筆者は，信頼できる精神科医と緊密な連携をとって進めていく方が，より安全ではないかと考えている．

Baumgartner は，「心因性のスピーチや声の障害に関する情報は文献の中でみられるので，SLP はそれらの文献をよく読み参照しながらセラピーを行っていく責務を負う．心因性吃音や声の障害に関する知識をしっかり修得しているという確信があってはじめて，これらの患者のセラピーを計画することができる」と述べている．その意味で Mahr & Leith[13]の事例は参考になる．

［ケース1］男性，44歳，トラック運転手

自動車事故で重症を負い意識を失う．意識が回復してから語の部分の繰り返しが80%の語に生じた．声が高くなったり，話速度が速くなるなどの変化も起きた．週2日・30分の治療を9ヵ月行って，注意深い構音を行うこと，ゆっくり話すことを訓練し disfluency は改善された．2ヵ月後のフォローでは本質的に normal speech を示していた．

[ケース2] 女性，39歳

　病的に肥満した女性．流れ作業に従事．手根管症候群のための手術中に麻酔が切れたことを訴え，そのため全身麻酔に切り替えて手術．手術は軽度の呼吸機能低下を除いて無事終了．2～3時間昏睡が続く．手術後軽い口ごもりと disfluency が観察された．2ヵ月間は症状は軽かったが，その後悪化．5ヵ月の間に重度吃音となる．本人はあまり意識していない．芝居じみた人格等の特徴があり，精神病理学的な傾向もある．2年半，言語訓練を行うが改善がみられないので打ちきる．

[ケース3] 女性，32歳，公務員

　極度の精神不安を伴う急性の躁状態出現のために入院．過去の病歴は，左側不全麻痺と骨盤病を含む転換反応が著明だが精神科治療は受けてこなかった．炭酸リチウムで躁状態は急激に改善した．6ヵ月の心理療法で，過去に虐待された心的外傷体験を述べはじめた．多くの記憶は全体として抑圧されていて，それらの回想を言語化するとき激しい情緒的苦痛を伴った．左側不全麻痺は患者が思い出すことのできない虐待のエピソードと関係があるようだった．以前気づかなかったひどい火傷の跡が自分の身体にあることに彼女は気づくようになった．記憶がより鮮明になり，特に性的虐待の記憶が明らかになると，彼女は突然どもりはじめた．彼女には吃音の既往歴はなかった．吃音症状は治療中，虐待の心的外傷体験を述べるときに顕著に現われた．心的外傷体験を述べるとき，語の初頭音の hard glottal attack を示し，やがて音の繰り返しが起こってくる．はじめは軽度だったが，治療セッションが進むうちにひどくなり，3週間後にはひどいもがき行動をするようになった．頭を軽く打つ，膝をピシャリと叩く，足を動かす等の随伴症状と，大変な早口の話し方の癖等を伴って，disfluency はひどくなり，特に虐待を受けたときに彼女が感じた恐怖を話すときはひどかった．

　彼女は "fear" という語を完全に云うことができず，たまりかねて卓上メモをひったくって語を書いた．第4週では吃音はひどくなり続け，心理療法にも支障をきたした．セラピストは患者に「ゆっくり話し，一つひとつの単語をはっきり発音するように」と指示した．彼女はこれらの指示に素早く適応し数分で完全に流暢になった．disfluency が改善されたすぐ後に，急激な "あえぎ" 呼吸パターンが始まった．あらゆるもがき行動が消えてから代替症状が現われた．それらは吃音に随伴したものではなかった．その後数週間治療が続き，外傷体験を想起するときにも彼女は不安が少なくなった．あえぎ呼吸パターンは消え，彼女のスピーチは正常に戻った．

　以上のような，具体的ケースレポートによって獲得性心因性吃音の特徴と治療の展開を知ることができる．

4. 発達性吃音（吃音）の生理学的研究

吃音（発達性吃音）とは，幼少期に発症する話しことばの流暢性の障害である．身体的欠陥はみられない場合がほとんどだが，欠陥があったとしても，身体的欠陥に由来するより過剰の流暢性の障害がある．発症率には性差があり，男性のほうが女性よりも少なくとも3倍多い．また自然治癒率も女性は高いので，年齢が上がると性差はさらに大きくなる．吃音の生理学的・神経科学的研究は1980年代・1990年代と盛んになり，近年では認知科学的研究も加わって，吃音メカニズムの核心に迫りつつある気配を感じる．もちろんそれらはモデル，仮説であるが，脳内モデルへの一歩踏み込んだ仮説が提唱されるようになった．最近の論文から，いくつかを紹介する．

4.1. 機能的脳画像法

吃音と脳波に関する研究では随伴性陰性波（contingent negative variation：CNV）に注目したい．CNVとは，運動課題（たとえば"キー押し"）に先行する2つの刺激（第1の予告刺激S1，たとえば"光"と，その1〜2秒後に提示される第2の実行刺激S2，たとえば"音"）の間に生じる前頭部の頭皮から記録されるゆるやかな陰性の電位（脳波の基線からマイナスに変移する）のことをいう．CNVは予告に続く実行，刺激に対する注意，あるいは随意運動を起こそうとする意志と考えられる．被験者が運動課題を遂行するとCNVは電位が基線に戻る．CNVはかなり複雑な脳波であり，その発生には皮質一皮質下の両構造が関与している．たとえば前頭葉領域・皮質一視床回路・脳幹網様体等が関与している[14]．

吃音者のCNVに関してはPeters et al.[15]の研究がある．吃音者と非吃音者に言語課題と非言語課題を運動課題としてやらせたときのCNVを比較した．結果は言語課題のCNVの振幅は吃音者より非吃音者の方が大きくなった．吃音者では，どもりやすい語を云う方がどもりにくい語を云う場合よりCNVの振幅は小さくなった．このことは，吃音者の発語（殊に吃音語を云う）への期待あるいは意志が非吃音者より低いことを表しているのではないかと考えられる．

左右の半球のCNVの差については，右利きの話者のCNVは左半球において大きな変移がみられるという報告もあるが，Zimmermann et al.[16]は，言語課題のCNVが必ずしも左半球に大きな変移を示すわけではなく，殊に吃音者ではよりさまざまな半球間の関係があると述べている．最近の認知科学的研究[17]から，覚醒や情動処理に右半球が重要な役割を果たしていることがわかってきた．吃音者と非吃音者における言語課題のCNVの半球差に関する結果は，注意や意志，あるいは情動処理における右半球の重要性を示しているとも考えられる．

覚醒と注意に関連した大脳皮質の機能に，吃音者と非吃音者に違いがあるかを調べたもの

として，Finitzo et al.[18]の研究がある．20名の成人吃音者と12名の成人非吃音者の皮質における聴性誘発電位の振幅と，対応する領域の脳血流に関するデータを比較した．それによると，吃音者では左上部および中部側頭領域への血流が軽度に減少し，左右半球間に有意な非対称性（左＜右）がみられた．また左帯状皮質運動野前部と下前頭領域への血流でも同様な非対称性が認められた．この脳血流の左半球での軽度の減少と左右半球の非対称性は，脳波スペクトル分析におけるβ波振幅の減少の非対称性（左半球の方が有意な減少がみられた）と一致していた．吃音は，大脳皮質における覚醒と注意の機能領域におけるなんらかの限局性あるいは瀰漫性の機能不全があるのではないかとFinitzo et al.は述べている．

Ingham et al.[19]は，最近優勢になってきた理論（"発達性吃音者は中枢神経系の機能不全があり，それはたぶん遺伝的要因に起因する"）が本当かどうかをPETによって調べた．29名の右利き男性（10名は成人の発達性吃音者，19名は成人の非吃音者）の安静時のPETを測定した．測定領域は発話に関与すると考えられてきた左右半球のそれぞれ37の領域が選ばれた．MRI画像と整合性の高い神経外科学的地図に準拠して測定位置が決められた．その結果，発達性吃音者が安静時の脳血流の異常と関連があるという最近の提言を支持するものではなかった．むしろ，発達性吃音者の脳は本質的には正常な機能を持つ脳であることを示している．

では，発話時ではどうだろうか．Ingham, Fox & Ingham[20]は，4名の大人の発達性吃音者と4名の非吃音者に対して，一人で音読している時と斉読時のPETによりrCBF（領域別大脳血流）を調べた．4名の吃音者は一人での音読では吃音を生じ，斉読では吃らなかった．PETデータは音読条件の違いによって神経活動に違いがあることが示された．非吃音者は，どちらの音読条件でも第一次感覚運動皮質の活動が左半球有意を示したのに対して，吃音者は一人で音読する時は補足運動野の活動が左半球有意となり，前運動野の上側部では右半球有意となった．これらの特徴は，斉読においては実質的には減少するか，消えてしまうかであった．これによって，Ingham et al.は吃音者の流暢か流暢でないかのスピーチと連動している神経活動の違いの初歩的な証拠がみつかったと述べている．

Watson et al.[21]はSPECTによるrCBFとLRT（Laryngeal Reaction Time：喉頭反応時間）の関係を調べた．16名の大人の発達性吃音者について，安静時のrCBFと音読時のLRTのデータが48時間の間隔をおいて計られた．コントロール群（非吃音者）はDevous et al.[22]のSPECTのデータベースと音声図書館のデータを用いた．LRTは3つの音声課題で測定された．①/a/の発声，②単語 "Oscar" の発語，③文 "Oscar took Pete's cat." 16名の吃音者は2群（吃音1群：左半球における下および中部側頭領域の血流の低下群，吃音2群：左半球における下側頭領域あるいは中部側頭領域のいずれかで血流の低下群）に分けられた．単語と文のLRTの有意差が非吃音群と吃音1群にみられた．吃音1群は有意に反応時間が長かった．有意差は同様に文においても，吃音2群にみられた．吃音2群の文の発話のLRTは非吃音群より有意に長かった．

吃音群は，音声課題が複雑になるにつれ，左半球帯状皮質領域への血流の低下とLRTの遷

延化という同様のパターンがみられた．このことは，吃音者にとって，左半球における帯状皮質領域の血流の低下と側頭領域への血流の低下は関連していると考えられた．

4.2. 吃音者の喉頭調節

発声発話の際に，声帯の内転・外転に基づく声門面積の変化を声門を通過する経時的変動として記録する方法を光電グロトグラフィーという．Conture et al.[23]は光電グロトグラムから声帯運動サイクルのglottal open quotient（O/T）を算出し，さらにそれを三角関数変換した声帯外転尺度という指標を導き出した．そして，その発声時のパターンを定型・非定型・中間の3つに分け，吃音児8名と非吃音児8名について検者の発話を復唱させるという実験パラダイムによって光電グロトグラムを取り分析し比較した．課題は4個のCVC単語でありキャリーセンテンスの中に埋めこまれている．分析は流暢な発話についてなされた．結果（図1）は母音においては声帯外転尺度は吃音児・非吃音児ともに定型パターンを示した．CV/VCの渡りにおいては，非吃音児が定型パターンを有意に多く示すのに対して，吃音児は定型パターン・非定型パターンはほぼ同数であり，中間型もみられた．吃音児は音の渡りにおいて，非吃音児ほど喉頭の動きを安定的に調整することができないことが明らかになった．

吃音者の喉頭調節の不安定性については，吉岡[24]の光電グロトグラフィーによる観察や，Shapiro[25]の筋電図による研究がある．これらの研究によると，吃音者はどもるときはもとより，流暢に聞こえる発話においても，喉頭調節に乱れがある場合がある．

4.3. 吃音者の構音運動反応時間

吃音者の構音運動反応時間は非吃音者に比べて長い．オランダ東部にあるナイメーヘン大学のPeters et al.[26]は，20名の吃音青年男性と20名の非吃音青年男性を被験者として，流暢な発話における声帯（最初の声門閉鎖：G）・喉頭（喉頭の筋電図のたちあがり：L）・口唇（口輪筋の筋電図のたちあがり：O）・音声の反応時間（A）を計り比較した．/a/, /o/, /p/, /s/を含むVC，CVCの20個の単音節語，20個の多音節語および20個の文の刺激を，予告信号と同時に提示して反応信号が与えられてから音読するdelayed readingと，反応信号と同時に音読刺激が提示され即座に音読するimmediate readingについて比較した．一見流暢な発話でも，吃音群は非吃音群より各様相の反応時間が長くなることがわかった．また単音節語より多音節語，さらに文と発話が長く複雑になるほど，その傾向が顕著にみられた．また吃音群は，反応信号から発声までの各様相のうち，構音運動の初期相（口唇より喉頭，喉頭より声門が初期相にあたる）において，反応時間が一層長くなることがわかった（図2）．

Peters & Hulstijn[27]は，この研究をさらに発展させ，吃音群の中にも構音運動反応時間の内容に個人差があることを報告し，構音運動反応時間のパターンの違いを治療プログラムに役立てることができるのではないかと述べている．

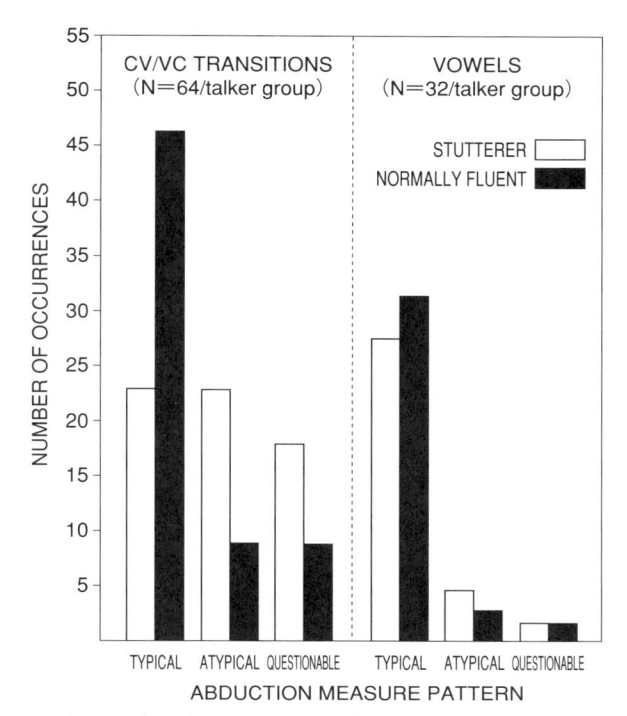

図1 吃音児群（8名）と非吃音児群（8名）が発話した語中母音（32サンプル）と子音母音/母音子音の渡り（64サンプル）についての声帯外転尺度パターン（TYPICAL：定型，ATYPICAL：非定型，QUESTIOABLE：中間型）の出現数[23]

　Dembouski et al.[28]は，吃音者（軽度，重度）および健常者の喉頭反応時間（LRT）を発話の複雑さ（V：母音，VCV：母音子音母音）と発話のための準備時間（最小，最大）の条件で比較した．吃音者（特に重度吃音者）は喉頭反応時間が長くなった．さらにDembouskiらは，この現象をGoldberg[29]が提唱した中枢神経系の前運動処理モデルで解釈することができるかどうかを，相当する脳部位の領域別脳血流量（rCBF）を測定し検討した．LRTデータを個々のrCBFと比較して，脳血流量の低下の異なるパターンをもった吃音者が，同じようなLRTパターンを示す可能性が明らかになった．吃音者は，Goldbergのいう前運動処理における"企画"または"プログラム"のどちらかあるいは両方に欠陥があるとDembouskiらは考察している．

　以上のように，吃音者は非吃音者に比べて構音運動制御に困難な問題（発話の開始と移行が速くなめらかに行われない）を抱えていることがわかった．

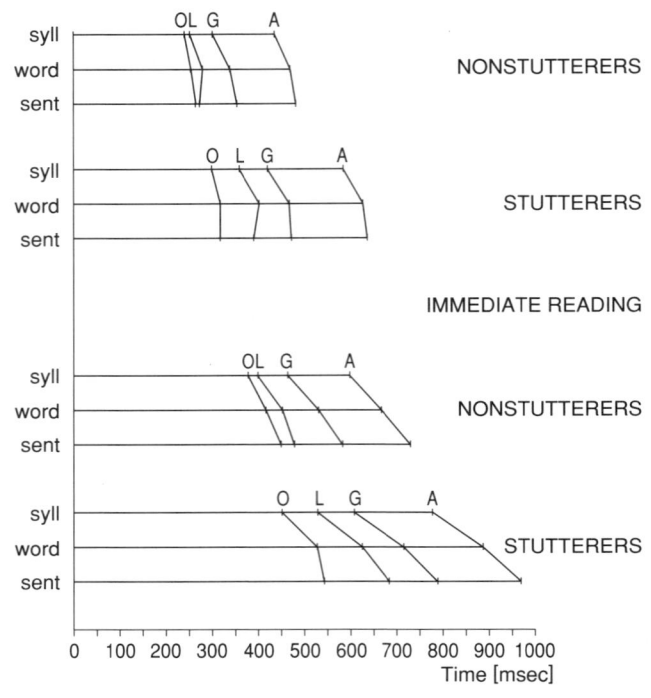

図 2 吃音群（20 名）と非吃音群（20 名）の構音運動反応時間（反応信号 S から口唇 O，喉頭 L，声帯 G，音声 A の運動開始までの潜時）．/a/, /o/, /p/, /s/ を含む 20 個の単音節語（syll），20 個の多音節語（word），20 個の文（sent）を予告信号と同時に提示し，反応信号 S が与えられてから音読する delayed reading と反応信号 S と同時に言語刺激が与えられて音読する immediate reading の平均反応時間[26]．

4.4. 吃音者の聴覚情報処理

1) 大脳皮質における聴覚情報処理

吃音者の大脳皮質における語音の聴覚情報処理の特徴は，両耳分離聴法（dichotic listening test）によって知ることができる．

マイアミ大学の Blood[30] は，76 名の学齢の吃音児（7–15 歳，軽・中・重・最重度）と対照群として 76 名の学齢の非吃音児を被験者として，両耳分離聴法による利き耳を調べた．課題は 120 対の CV 音節で，反応は聞こえた音節を目前のカードから選んで指差すという方法で利き耳が決定された．結果は表 2 のようになり，非吃音児群は圧倒的に右耳優位であるのに対して，吃音児群は右耳優位・左右の優位性に差がない・左耳優位の 3 グループに分かれる．年齢による利き耳スコアーは表 3 となり，12 歳までの群では吃音児群の右耳優位は非吃音児

表2 Time 1（1976），Time 2（1981），Time 3（1982）に行った吃音児（76名），非吃音児（76名）に対する両耳分離聴法による利き耳の数と割合[30]

Data collection period	Right ear preference	No ear preference	Left ear preference
Time 1 ($N=51$)			
Stutterers	27 (53%)	14 (27%)	10 (20%)
Nonstutterers	45 (88%)	4 (8%)	2 (4%)
Time 2 ($N=14$)			
Stutterers	8 (57%)	4 (29%)	2 (14%)
Nonstutterers	11 (79%)	1 (7%)	2 (14%)
Time 3 ($N=11$)			
Stutterers	7 (64%)	2 (18%)	2 (18%)
Nonstutterers	9 (82%)	1 (9%)	1 (9%)
All data collapsed across times ($N=76$)			
Stutterers	42 (55%)	20 (26%)	14 (19%)
Nonstutterers	65 (85%)	6 (8%)	5 (7%)

表3 各年齢レベル（7–9歳，10–12歳，13–15歳）における吃音児と非吃音児の利き耳スコアー（R–L/R＋L）の平均値と標準偏差

Rは右耳からの正答音節数，Lは左耳からの正答音節数[30]．

	Age level		
Group	7–9-year-olds $N=27$	10–12-year-olds $N=28$	13–15-year-olds $N=21$
Stutterers			
Mean	+.058*	+.079*	+.157
Standard deviation	.251	.240	.210
Nonstutterers			
Mean	+.188	+.201	+.180
Standard deviation	.136	.144	.153

*Significantly different from nonstuttering subjects at $p<.01$.

群に比べて有意に少ないことがわかった．一方，13–15歳の年齢群になると，吃音児群と非吃音児群の利き耳の程度に有意差はなくなる．重症度との関係は，はっきりしなかった．

　吃音児群は非吃音児群に比べて，大脳皮質における語音の聴覚情報処理が単一ではなく（非吃音児は左半球優位であるが，吃音児は半球優位性があいまい），異種混交の集団であることを示唆している．また皮質における語音の聴覚情報処理の側性化は，吃音児はより年長になって完成する可能性も示唆している．

　Deacon[1]は，言語と脳の側性化について次のように述べている．「側性化は脳―言語共進化の結果によって生じた特性である．………側性化は幼少期の言語と手の技能発達によって駆動される力動的過程と見なければならない．………生得的な側性化バイアスも，シナプス競合と体験と行動の記憶痕跡形成の競合とを含む競合過程のバイアスである．………競合的分化によって競合的な相補性機能が一側あるいは対側の皮質を利用することで，言語操作が一層スマートになる．………そもそも右半球は非言語半球ではなく，発達中も成熟後も多くのレ

ベルで言語処理に深くかかわっている．………記号関係の統語と構文を高度に自動的に解釈するには，高速に処理していかねばならぬ．………高速操作とともに，先行操作が後続操作と干渉してはならない．そのために，言語処理過程を両半球に分配すれば互いに干渉しないですむ．………音声分析と語処理と競合するもう1つの言語機能に言葉の韻律がある．右半球はこれに重要な役割を果している．………脳では，音声分析と発声制御が韻律と音素という2つの異なるモードで同時に行われる必要がある．これらの課題は同じ脳野（おそらく古典的ブローカウェルニッケ野）を奪い合う可能性があり，互いに干渉すると思われる．………韻律情報は特定語句への背景にモニターされる．この背景機能の表象を右半球に，音素と語の分析を左半球にバイアスすることで，並列的にほとんど相互干渉なしに情報処理がなされるだろう．………言語処理について，両半球とも本質的な相補的な機能を果す．………左半球は音の変化の超高速分析や高速精巧な運動連鎖に熟練しているようである．同じようなパターンは視覚分析や手技にもみられる機能表象の発達的競合において，より高速の処理は一貫して左へバイアスしているように思われる．………手の側性化は音声－聴覚側性化に先立って進化したものだろう．両手利きだからといって，いかなる選択的不利の証拠もない．しかるに言語処理に限って「側性化のあいまいな脳」は言葉の情報処理速度の進化増大の中で，ますます不利になった」．

以上のDeaconの考え方からみても，言語処理における脳の側性化があいまいであったり，遅れたりしている可能性のある吃音児者にとって，高速の音声情報処理がいかに困難であり不利であるか理解できる．

2） 皮質下における聴覚情報処理

吃音者の皮質下における聴覚情報処理は，聴性脳幹反応によって調べられた．Newman et al.[31]は22名の男性吃音者（16名は現在吃音あり，6名は回復した吃音者），12名の女性吃音者（7名は現在吃音あり，5名は回復した吃音者），22名の男性非吃音者と12名の女性非吃音者の聴性脳幹反応（聴覚刺激の立ち上がりから脳幹の聴覚路の電気的活動の開始までの潜時）を測定した．音刺激はクリック音で提示され，刺激頻度が毎秒11.1回の通常の条件と，毎秒71.1回のストレス条件とで聴性脳幹反応がどう変わるかを各群で比較した．結果は，ストレス条件において聴性脳幹反応の潜時の平均は各群で全体にやや長くなることがわかった．さらに，男性吃音群のストレス条件における潜時のバラツキが両耳とも他の群に比して大きくなる等の傾向がみられたが，結果を分散分析すると聴性脳幹反応は非吃・吃・回復した吃の3群間に有意差はなかった．また右耳・左耳の潜時にも有意差はなかった．さらに正常条件とストレス条件の間にも有意差はなかった．ただ1つ有意差がみられたのは性差であった．聴性脳幹反応は，女性のほうが男性より有意に速いことがわかった．このことは，吃音発症の性差を説明するのに役立つのではないかという新たな問題提起となる．

そもそも，脳幹と言語の関連については，Penfield & Roberts[32]が次のように述べている．「高位脳幹と両側の大脳皮質の聴覚野とにインプルスが受けとられて，高位脳幹と左半球との

間の相互作用が起こった後に，インプルスは両側の大脳皮質の運動野を通過し，そこから言語に用いられる諸筋肉に至る最終共通路に達する．………自発性言語は，これらの行程が行われる間に可能となるのである」．聴性脳幹反応が速いということは，発話の了解や産生も素早く行われる可能性を示唆している．すなわち，speech production の熟練とか自動性が，女性は男性に比べて速く形成されるのではないかという推測が浮かび上がってくる．

4.5. 吃音と自律神経系の機能

Sedláčková[33]は4歳から26歳までの吃音と早口症の患者214名について，自律神経系（すべての内蔵・腺・血管などを支配し，生命維持に欠かせない植物性機能に関する不随意神経系）の緊張（多かれ少なかれ永続的な機能の状態）を脈拍，血圧，血液図（中性好性白血球の増加または減少，エオジン好性白血球の増加または減少）等によって調べた．その結果，126名（59%）は正常な緊張状態（normotonique）を示し，45名（21%）は迷走神経緊張症と判別され，34名（16%）は交感神経緊張症と診断され，9名（4%）は両神経緊張症であった．すべてのグループにおいて，一定の刺激に対する自律神経系の興奮（反応が速く生じ，短時間に変化する能力）の増大があった．発話のあいだ吃音者は交感神経系に興奮を示していた．自律神経系の緊張および興奮性と，吃音の重症度および予後については以下のように要約している．

1. 自律神経系の正常な緊張状態の患者で，正常な興奮性をもつ吃音者は軽症が多かった（軽症対重症は2：1）．また予後も良好（症状の更なる軽快）であった．
2. 自律神経系の正常な緊張状態の患者で，交感神経系への興奮性が増大する患者では，軽症と重症の比は1：1であった．
3. 自律神経系の緊張状態が正常範囲から逸脱した交感神経緊張症・迷走神経緊張症・両神経緊張症については，興奮性の如何を問わず重症患者が優勢を占めた．
4. 特に，迷走神経緊張症の吃音患者の予後は最も良くなかった．

Weber et al.[34]は，吃音と自律神経系の機能との関係について調べた．実験の結果，吃音は交感神経系の活動の昂進と関係しているという仮説が支持された．しかし，交感神経系の活動の昂進は，流暢な非吃音者の範囲を越えるものではなかった．また，自律神経系の活動の昂進は，吃音者のスピーチに先行する時間に生じていた．このことは，自律神経系が吃音の出現や重症度を増加させる上で，ある役割を演じている可能性を示唆している．

5. 吃音と遺伝

エール大学のKidd[35]は，吃音は遺伝子の多型遺伝形質に関係があるのではないかと考えた．遺伝的多型とは一般集団に1–2%以上の頻度で存在し，親から子へ共優性遺伝し，個体

の生存に不利でも有利でもない形質をさす．1972年にHarris et al.が電気泳動法で酵素を解析し，サンプルの28.2％が多型性であることを明らかにした．ヒトの多型遺伝形質の例としては，血液型・細胞表面抗原・赤血球酵素・血清蛋白質・DNAのRFLP（制限酵素断片長多型）などがある[36]．Kiddは吃音の家族発症率（family incidence）に関する調査の結果，単一主座モデルの適合度が非常に高いことを示し，吃音は多型遺伝形質に起因し環境要因とあいまって発症するのではないかと述べている．しかし，Cox et al.[37]は吃音は多因子遺伝の可能性が高いと考えた．

Howie[38]の双生児の調査研究では双生児が共に吃音であった割合は，一卵性で63％，二卵性で19％であった．またFelsenfeld[39]は養子研究について文献研究を行い，Bloodstein[40]が13の吃音養子家系のうち30％に吃音者が存在したことを報告し，環境要因を無視できないと述べている．

このような双生児研究や養子家族研究から推測されるように，吃音は多因子遺伝の可能性も考えられる．多因子遺伝には2つの形質が関与している[41]．1つは量的形質であり，他の1つは閾形質である．ことばの流暢性は，知能や身長や血圧などと同様に連続した量的形質と考えられる．量的形質は1個の遺伝子で決定されるのではなく，多数の遺伝子の相互作用で決定される．閾形質は，吃音になりやすさ（易罹病性）という量的形質を仮定すると，その連続尺度上に境界値（閾値）が存在し，個体の罹病性がこの閾値を越えたとき発症することをいう．この考えによると，吃音者と1/2の遺伝子を共有する第1度近縁者（親・同胞）のうち，閾値を越えている者の吃音発症率は一般的吃音発症率に比べて高くなる．吃音の発症率（incidence）は，最も信頼性の高い数値としてAndrews & Harris[42]の縦断研究の結果から，ほぼ5％といわれている．閾仮説での第1度近縁者の発症率は一般頻度の平方根といわれていることから，吃音者の第1度近縁者の吃音発症率は理論上は約22.4％となる．

Felsenfeld[39]の文献研究によると，吃音者の家系調査による第1度近縁者の吃音発症率は親については，Kay[43]では25.9％，Kidd[35]では25.0％，Ambrose et al.[44]では27.5％となり，吃音における閾形質の存在が強く示唆された．さらに，Ambrose et al.[45]は，回復した吃音者と継続している吃音者の遺伝の様態を推論するために，segregation analysisを行い，単一主座モデルと多因子遺伝モデルのどちらも関連があると主張している．

吃音の遺伝学的研究は，スピーチの流暢性を構成する遺伝因子を同定し，いかなる環境因子が負荷されると発症するか，さらに回復したり増悪する因子は何かを明らかにすることと考えられる．

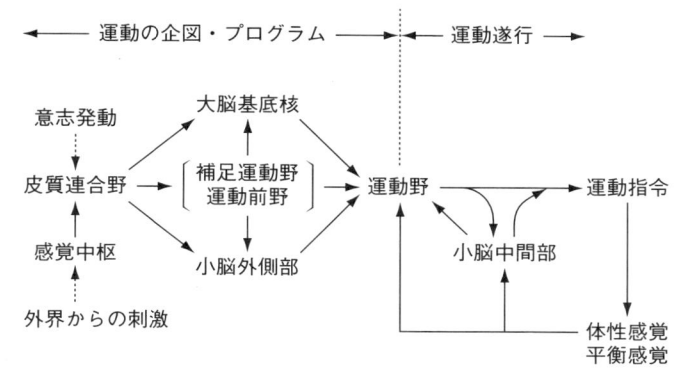

図3 随意運動の発現と調節における運動前野と補足運動野のはたらきに関する概念図[48]

6. 吃音者のスピーチモーターコントロール

6.1. 随意運動の中枢メカニズム

　随意運動の研究は，無麻酔状態で動物（主にサル）に随意運動を学習させ，脳の神経細胞の活動を記録するという技術的進歩によって可能になった．Allen & Tsukahara[46]は1960年代の神経回路の解析データを基礎にして，随意運動発現時の脳部位の機能の位置づけを模式図に示した．これによると運動の意図は大脳連合野から運動野および小脳外側部と基底核へ伝えられ，ここで運動の計画やプログラムが作られる．これらが運動野へ伝えられ運動指令が出されるが，同時にこれが小脳中間部へ伝えられる．同時に末梢のフィードバック信号とともに運動の遂行を制御する．

　1980年のRolandの脳血流計測による研究で，補足運動野の重要性が再確認された[47]．さらに補足運動野と運動前野が随意運動の発現に関与し（図3[48]），しかもその活動には差異があることも次第に明らかにされつつある．その後，帯状皮質運動野や前補足運動野が随意運動の発現と調節に深く関与していることが明らかとなり，霊長類の脳について図4のような皮質間回路が明らかとなった[47]．視床を介する皮質運動野と小脳・基底核の関係は図5に示される．特に最近，ヒトの随意運動の脳内プロセスに関しては，随意運動の発現までのプロセスに関心が向けられている（図6[47]）．そこでは，随意運動の意志と運動企画の形成のために，外界情報・体内情報・記憶情報の認知・検索が重要なプロセスとなり，注意や情動のはたらきが深く関与する．大脳皮質，脳幹の他に扁桃体，海馬が極めて重要な役割を果していることも明らかになった[17]．

　随意運動の意志，企画，準備が整った運動指令は，第1次運動野から出力され，脳幹，脊髄に伝えられ最終効果器より運動は遂行される．実現された運動は受容器経由の外在フィー

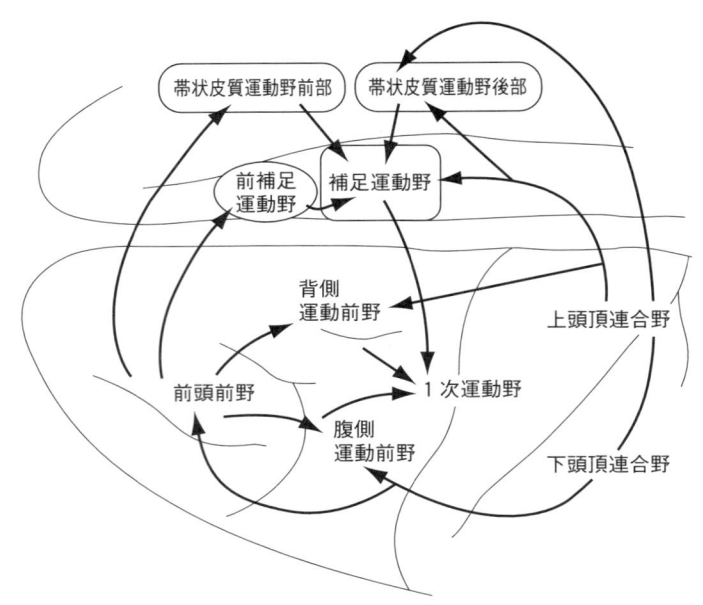

図 4　大脳運動領野を結ぶ主要な皮質間回路
頭頂連合野と前頭連合野からの情報は，必ず補足運動野，運動前野，帯状皮質運動野のいずれかを経由して1次運動野に伝えられる[47]．

ドバックあるいは受容器を経由しないの内在フィードバックによって制御される．このような随意運動一般の中枢メカニズムは，スピーチにおいてもあてはまると思われる．なぜならスピーチは，最も複雑で高度な随意運動だからである．

図7は，Deacon[1]が示したヒトと他の霊長類の発声発語器官の主な筋群を支配する出力システムである．Deacon によると「三叉神経核と顔面神経核は顔面と顎を動かす代表的な骨格運動神経核で皮質の運動野と運動前野の直接支配を受けている．また舌下神経核は，舌の筋を動かす特殊運動野の支配を受ける．それに対して喉頭と呼吸系の筋は，視床下部・扁桃核・帯状皮質のような辺縁系によって間接支配を受ける．………ヒトの複雑で精巧な発声には，喉頭の筋は呼吸・舌・唇・顎の筋と協応しなければならない．話すというヒトの能力はすべてこれらのシステムを共通の皮質制御のもとにおいてはじめて可能になる．」

6.2. 吃音者のスピーチモーターコントロールモデル

スピーチモーターコントロールモデルには，言語学的モデル，神経科学的モデル，工学的モデル等いろいろなアプローチがある．問題としている言語障害のタイプやスピーチモータープロセスのどこに関心を向けるかによっても，さまざまのスキームが考えられる．本節では，人工吃音[4]と呼ばれる遅延聴覚フィードバック（delayed auditory feedback：DAF）効果に関する実験研究から導き出されたスピーチモーターコントロールモデルを再検討して，吃音

図5 視床の諸核を経由して大脳基底核と小脳から皮質運動関連領野への入力分布の概念図[47]

者のスピーチモーターコントロールについて，思い切った考察を試みることにする．

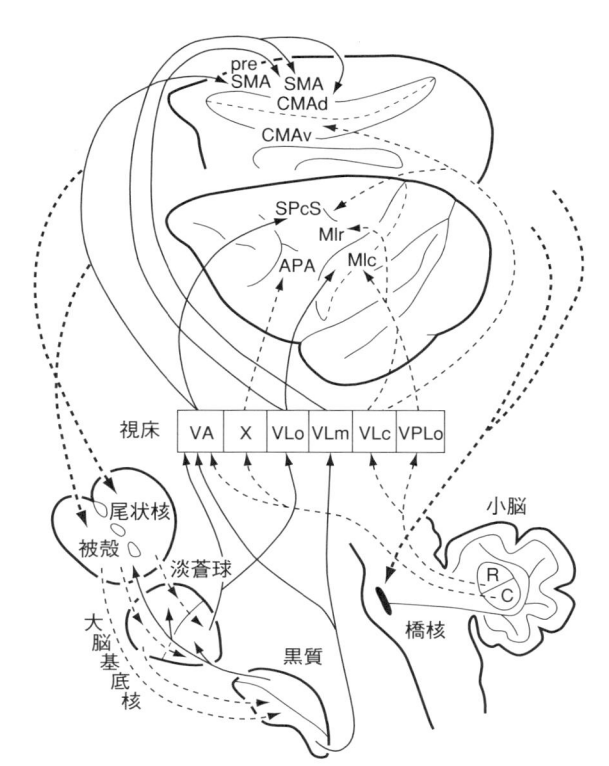

　聴覚フィードバックに遅延を負荷すると混乱が生じることを発見したのはLee[49]であった．彼はニュージャージ州モンマウス基地に所属する信号特殊部隊の技術者であった．彼は，マルチヘッドの磁気テープレコーダとイヤホンを用いて，話者の音声を耳に戻す時間を操作すると驚くほどの混乱が生じる場合があることに気づいた．イヤホーンから受聴されるスピーチのレベルを骨導受聴音のレベルより上げると遅延の効果は一層大きくなった．約1/4秒の遅延で話者は非常にゆっくり話すようになるが，通常の話しのスピードを維持しようとすると音節や摩擦音の繰り返しによって特徴づけられる吃音が生じた．この発見から，Lee[49]は図8のようなスピーチモデルを考えた．語や思考のモニタリングは，"正しい"・"繰り返す"・あるいは"続ける"のどれにするかの決定が意図的になされる．1つの単語が修正のために繰り返されることもある．思考全体を明示するために言い直されることもある．漠然としているために修正されることもある．約半世紀前にスピーチの非流暢性に関するシンプルなモデルが提案されたことに驚くばかりである．

　その後Fairbanks[50]はサーボシステムに基づくスピーチモデルを図9のように提案した．このモデルは神経学的対応と工学的考え方の混成物である．controller unitは仮説的概念で，storage, mixer, comparatorからなる．storageはunitの目標値を貯蔵し，comparatorと

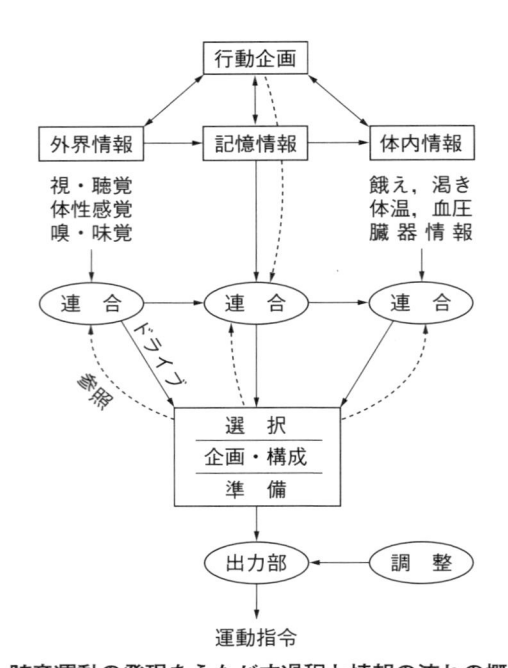

図 6 随意運動の発現をうながす過程と情報の流れの概要[47]
3つの情報系（外界・体内・記憶）では，扁桃体，海馬が関与する．随意運動の選択・企画・構成・準備には大脳基底核と小脳の助けがいる．

mixer へ適宜送り出す．comparator は feedback signal を受け，input と output が比較され，差がゼロになるよう effector をはたらかせる．

　その後の DAF やマスキングに関する研究から導き出された吃音モデルに"perceptual defect theory"（Cherry & Sayers[52]，Stromsta[53]，Chase[54]）がある．特に Mysak[55] は，スピーチを開回路サーボ系と閉回路サーボ系の観点から捉え，吃音をスピーチの自動性の崩壊とみなした．自動性の欠如は，全体的なスピーチの回路機構のいろいろな部分で，反射的自動的メカニズムに混乱が生じた結果であると考えた．

　Martin[56] は話すことの不安と吃音の関係を説明するために，"signal detection hypothesis"を提唱した．これは知覚における信号検出理論を応用したもので，過度に慎重で厳格な基準を持つことによって，その人の知覚プロセスに混乱が生じるという観察から導かれた．そして，不安は基準や決定に影響を及ぼすと考えられる．ことばの学習の初期は十分成熟していないからスピーチは不明瞭なのだが，吃音児は過度に厳格な基準を立てているのでフィードバックを遅らせる傾向があり，DAFによって生じるのと同様な繰り返しや引き伸ばしを生じさせる．

　Timmons & Boudreau[57] は口腔やそれを取り囲む骨や組織の構造に注目し，internal（骨や組織）/external（空気）feedback のズレに対する補償が DAF 反応であり吃音であると考えた．

　DAF 研究から導かれた吃音モデルは以上のように多彩だが，いずれも吃音のメカニズムに深く関与しているように思われる．これらを包括的にまとめ，さらに脳内プロセスを包含す

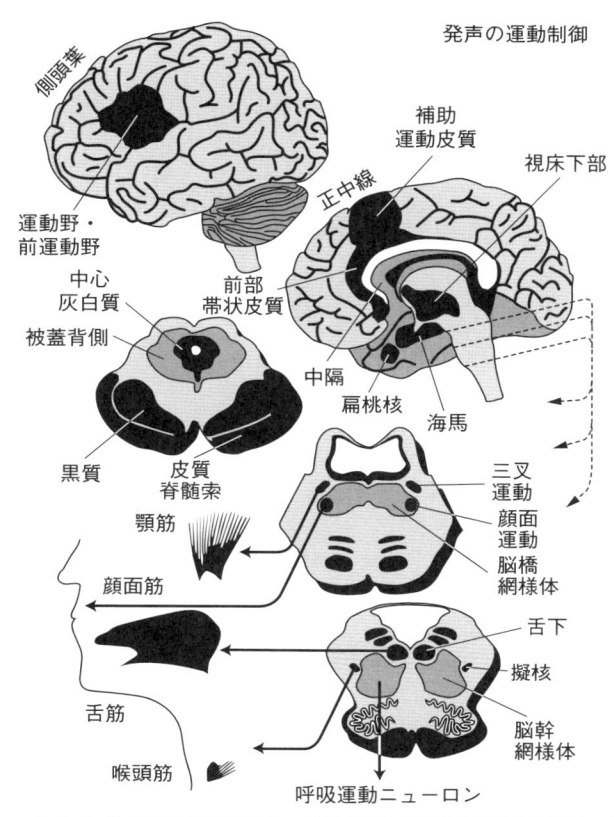

図7 ヒトと他の霊長類の発声・発語器官の主な筋群を支配する出力システム[1]

るスピーチモデルはないものだろうか．DAF によって多くの非吃音者は混乱するのに対して，吃音者のなかには DAF によって吃音が軽減することがあることも矛盾なく説明できるモデルはないものだろうか．

府川[50,58,59]，府川ら[60,61]，および Fukawa et al.[62]は，音読課題の熟知度や熟練度と DAF 効果の関係を調べた．DAF 効果は正常聴覚フィードバック（NAF：normal auditory feedback）条件におけるスピーチの流暢性と比べて DAF 条件ではどの程度流暢性が変化したかを DAF 指標で表した．DAF によって混乱することも，逆に流暢になることも DAF 感受性指標を用いると，DAF による影響の程度として測定することができた．これらの指標で測定した結果，次のことが明らかとなった．

1. やさしい課題や読み慣れた課題の音読では，女性は DAF 指標が有意に低下するのに対して，男性には有意な低下はみられない（図10, 11）．
2. DAF 感受性の性差は，難しい課題では有意差はないが，やさしい課題では有意差があり，女性の方が男性より DAF 感受性が有意に低くなる（図12）．
3. 吃音者は非吃音者より DAF 感受性は有意に高く，DAF によってより強く影響を受けていることがわかった（図13）．

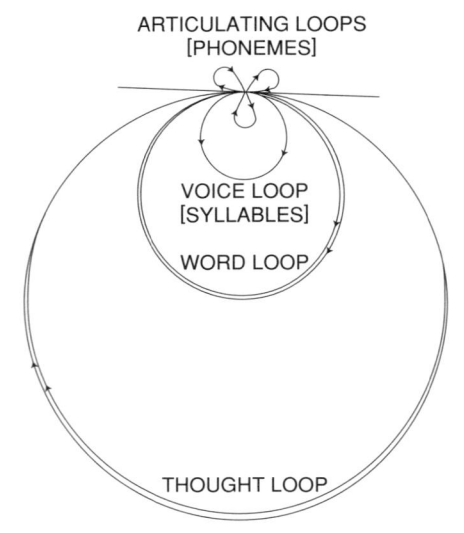

図 8　Lee のスピーチモデル[49]

最も小さなループ（ARTICULATING LOOPS）のモニタリングは運動感覚や触覚の手段による．次のループ（VOICE LOOP）は聴覚によってモニタリングされる．残りのループ（WORD LOOP, THOUGHT LOOP）のモニタリングは，"正しい"，"繰り返す" あるいは "続ける" のうち，どれにするかの決定が意図的になされる．

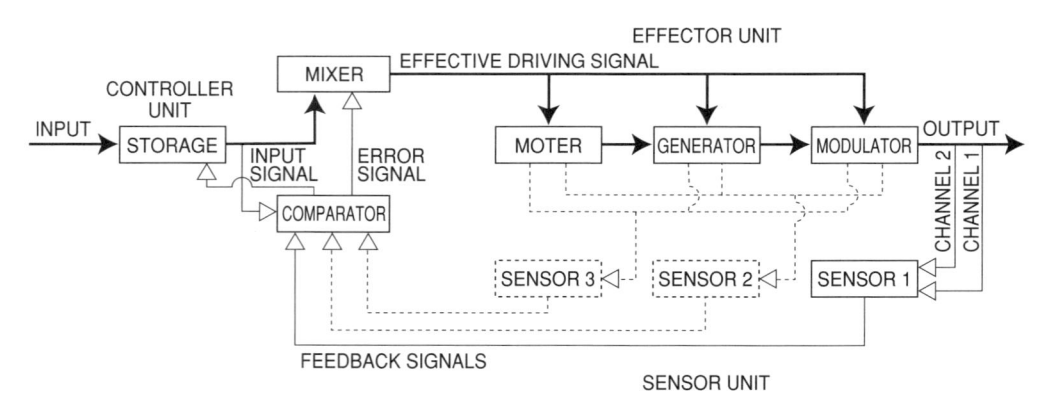

図 9　Fairbanks のスピーチの閉回路制御システムモデル[51]

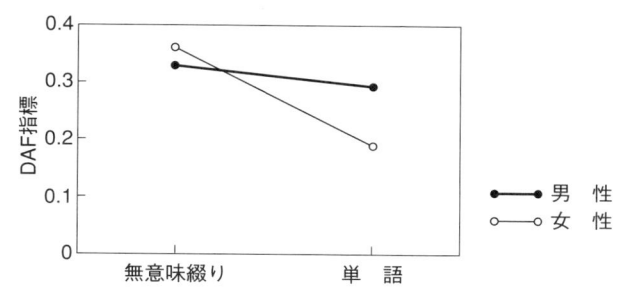

図10 小学6年生非吃音児男女各20名の無意味綴り（男女各10名）と単語（男女各10名）の音読におけるDAF指標[50]

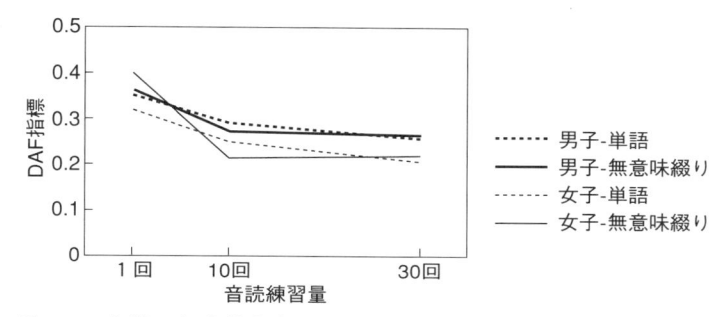

図11 小学5年生非吃音児男女各45名の無意味綴りと単語の音読における音読練習量（1回練習群：男女各15名，10回練習群：男女各15名，30回練習群：男女各15名）とDAF指標[58]

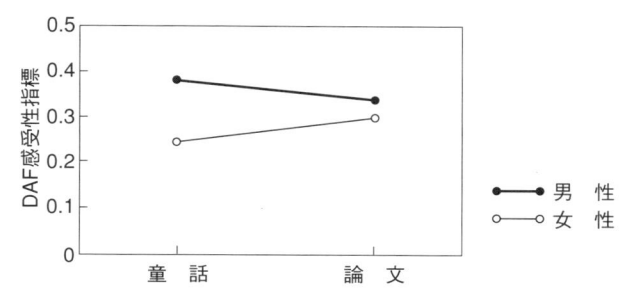

図12 非吃音者男女各20名（18〜33歳）が童話と論文を音読したときの平均DAF感受性指標[61]

これらの実験結果を，随意運動モデルやBorden et al.[63]のスピーチモデル（図14）で解釈すると次のようになる．

1. 男性は聴覚フィードバック依存度の高い認知制御型スピーチモーターコントロールをしている．
2. 女性はスピーチに慣れてくると聴覚依存度が減り，反応型フィードバックや内部フィードバック等による自動制御型スピーチモーターコントロールをしている．
3. 吃音者は聴覚依存度の高い認知制御型スピーチモーターコントロールをしている．

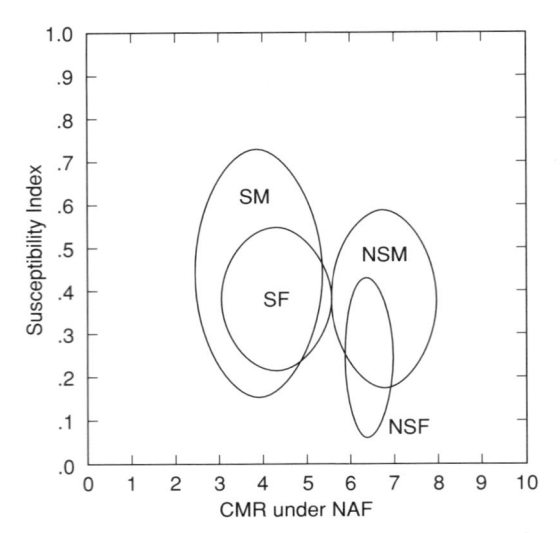

図13 童話の音読におけるDAF感受性指標の群別分布（SM：吃音男性群30名，17〜37歳，SF：吃音女性群10名，16〜53歳，NSM：非吃男性群20名，19〜29歳，NSF：非吃女性群20名，18〜33歳）の信頼楕円．横軸は正常聴覚フィードバック（NAF）条件における音読の流暢性（CMR：1秒間の正しいモーラ数）[62]

　本来スピーチは，話者が実現しようとする音響的目標値を，他者のスピーチを聴くことによって形成してきた．話者はその音響的目標値を実現するべく構音運動を行い，自分の声を聴覚フィードバックで確認し，修正していくことを繰り返しながら音響的目標値と同形の構音運動プログラミングを脳内に形成してゆく．熟練すると反応型フィードバックや内部フィードバックによって自動化され，さらにフィードフォワードと呼ばれる系も形成され，スピーチは一層自動制御化され速度や流暢性が増す．女性にはこのような自動制御型の系が男性より強くはたらくしくみがあるのではなかろうか．吃音者は自動制御型の系の形成が遅いか弱いかの素質的な特徴があり，したがってスピーチを認知制御型で進めていくことになる．やっと多語文が話せるようになった3〜4歳の幼児が認知制御型で話すと，どうしても速くスムーズに話せない．言語環境が適切でないときは一層非流暢なスピーチを繰り返し体験してしまうことになる．環境の影響もあって自己のスピーチに注意が喚起され，修正や補償のためにさらに非流暢性が学習されていく．そして自己のスピーチへのnegativeな評価と情動が形成されていく．それらの情動は辺縁系を通して呼吸や発声への間接的影響を強め[67]，重度の吃音者が示す発声停止や呼気困難という症状を引き起こす．
　吃音の予防と治療は吃音者のスピーチモーターコントロールが認知制御型であるという特徴を踏まえて進めていく必要がある．第一に，言語環境に時間的ゆとりが必要である．認知制御型スピーチモーターコントロールでは，構音運動を開始するための前処理，構音運動の移行処理により多くの時間を必要とするからである．

第1章 吃音の生理学的側面

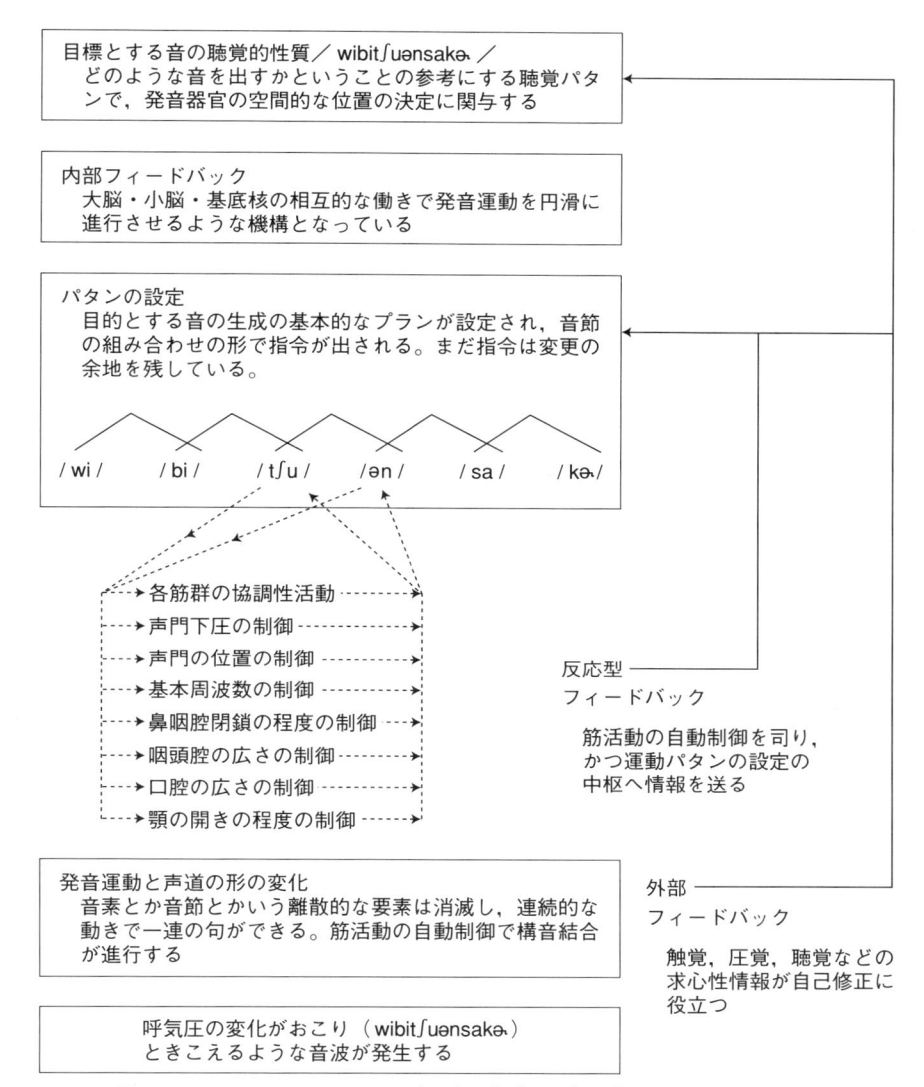

目標とする音の聴覚的性質／wibitʃuənsakɚ／
どのような音を出すかということの参考にする聴覚パタンで，発音器官の空間的な位置の決定に関与する

内部フィードバック
大脳・小脳・基底核の相互的な働きで発音運動を円滑に進行させるような機構となっている

パタンの設定
目的とする音の生成の基本的なプランが設定され，音節の組み合わせの形で指令が出される．まだ指令は変更の余地を残している．

/wi/ /bi/ /tʃu/ /ən/ /sa/ /kɚ/

- 各筋群の協調性活動
- 声門下圧の制御
- 声門の位置の制御
- 基本周波数の制御
- 鼻咽腔閉鎖の程度の制御
- 咽頭腔の広さの制御
- 口腔の広さの制御
- 顎の開きの程度の制御

反応型フィードバック
筋活動の自動制御を司り，かつ運動パタンの設定の中枢へ情報を送る

発音運動と声道の形の変化
音素とか音節とかいう離散的な要素は消滅し，連続的な動きで一連の句ができる．筋活動の自動制御で構音結合が進行する

外部フィードバック
触覚，圧覚，聴覚などの求心性情報が自己修正に役立つ

呼気圧の変化がおこり（wibitʃuənsakɚ）ときこえるような音波が発生する

図14　Borden et al.のことばの生成モデル（"we beat you in soccer"の発話の例）[63]

第二に，流暢性の基準を低めに立てること．吃音者がもし高い流暢性の基準を立てていると，それを実現しなければと緊張し，実現できないとnegativeな評価と情動により不安が条件づけられる．話そうとすると不随意的に吃音が生じ，話す意欲も低下する．吃音者が自己の非流暢なスピーチを，それが当たり前と思う，すなわちゆるやかな基準を立てることができれば，negativeな評価と情動による不安は鎮静化する．吃音の受容の大切さは，この流暢性の基準にかかわる問題と思われる．幼時期・児童期の吃音では，流暢性の基準を家族や教師，友人達が作りあげ，それが吃音児を苦しめる場合がある．第三に，非流暢なスピーチが習慣化した状況では，不自然な発声発語の習慣を改善するための基本的訓練と共に，復唱法・斎読法・DAF・マスキング・メトロノーム法等，流暢性を高めるあらゆる言語訓練テクニッ

クを駆使して，流暢に音読したり話したりする時間を多く持つことが大切である．流暢に音読したり話している自己を確認し，自己の流暢なスピーチイメージを強め，自然な発声発語を習慣化していくことが重要である．

7. まとめ

　吃音の生理学的側面に加えて，最新の神経科学・認知科学の知見および遺伝学的研究を含めて概観した．

　神経学的疾患に伴って生じる獲得性神経原性吃音は，発語のどの箇所にも disfluency が発現し，adaptation effect が少なく，予後も悪かった．心理社会的原因によって発症する獲得性心因性吃音は，心理的葛藤が発話という随意運動の出力のタイミングを狂わすことを顕著に示すとともに，吃音の精神医学的理解と心理療法の重要性を改めて痛感させられた．獲得性吃音の特徴を知ることによって，吃音の疾病分類を厳密なものとし，遺伝研究の基礎を固めることができる．

　大部分のいわゆる発達性吃音者は，生理学的研究から発声発語の開始と移行を非吃音者ほど速くなめらかに行えない傾向があることがわかった．また，脳画像法や両耳分離聴法の研究結果から，音声—聴覚情報処理の側性化が吃音児者では，ややあいまいであることも明確となった．さらに，皮質下の聴覚情報処理の性差も報告され，聴性脳幹反応の潜時は女性の方が有意に短かった．これは，speech production, speech control の熟練や制御のパターンの性差と関連があるのではなかろうか．人工吃音と呼ばれる遅延聴覚フィードバック効果（DAF 効果）に関する実験研究の結果，子どもも大人も男性は構音運動を聴覚フィードバックに依存した認知型制御を行っている割合が高く，外乱（環境から感覚受容器に入る刺激）の影響を受けやすく disfluency が生じやすい．それに反して女性は，構音運動の制御の仕方が男性ほどには聴覚フィードバックに依存しないで自動的に制御している割合が高いことがわかった．このことは，吃音発症の性差とも関連があるのではないかという新たな作業仮説が提起される．Deacon[1]が指摘する言語と脳の共進化のプロセスに，性による違いがあるのかもしれない．さらに，DAF 実験の結果吃音者は非吃音者より DAF 感受性が有意に高く，吃音者のスピーチモーターコントロールは聴覚フィードバックに依存した認知型制御であることがわかった．吃音治療は吃音者のスピーチモーターコントロールが認知制御型であることを踏まえて，行っていく必要がある．

　ことばの流暢性という量的形質は，多くの遺伝子の相互作用で決定されるのではないかと思われる．そこには個人差とともに，構音運動の成熟の性差も考えられる．言語環境という環境要因が負荷されて，吃音に罹患する閾値を越えたとき，吃音は発症するのではないかと思われる．さらに吃音が継続するか，回復するかは，個人の気質や性格も含めた遺伝因子と環境要因による．脳は可塑性に富んでいる．言語環境を整え，カウンセリングと適切なスピーチ

セラピーによって，吃音を回復に向かわせることは可能であろう．吃音を発症させたり，回復させたり，あるいは継続させるすべての因子を明らかにし，吃音を予防したり，回復への援助を着実に行っていきたいものである．

謝辞

本章の執筆にあたり，文献検索にご協力賜わった若葉陽子先生（学芸大学教育学部教授）に深く感謝致します．

最新の情報をインターネットで検索してくださった杉立真理子先生（聖ヨハネ会桜町病院小児科医師）に深く感謝致します．

本章は，金子隆芳先生（筑波大学名誉教授）の御校閲を賜りました．深く感謝申し上げます．金子先生は筆者のDAF実験研究を長年にわたり御指導くださいました．ここにあらためて感謝いたします．

引用文献

[1] Deacon TW（金子隆芳訳）：ヒトはいかにして人となったか．――言語と脳の共進化――新曜社，1999．
[2] Orton ST: Studies in stuttering. *Archives of Neurology and Psychiatry.* 18: 671–672, 1927.
[3] Travis LE: Speech pathology. New York, Appleton-Century-Crofts, 1931.
[4] Lee BS: Artificial stutter. *Journal of Speech and Hearing Disorders,* 16: 53–55, 1951.
[5] Rosenfield DB, Viswanath NS, Callis-Landrum L, DiDanato R, & Nudelman HB: Patients with acquired dysfluencies: what they tell us about developmental stuttering. *Speech Motor Control and Stuttering,* Peters HFM, Hulstijn W, & Starkweather CW (ed), Amsterdam, Excerptamedica, pp.277–284, 1991.
[6] Bloodstein O：A Handbook on Stuttering. 5th ed, London, Chapman & Hall, 1995.
[7] Curlee RF: Stuttering and related disorders of fluency. 2nd ed, Thime New York, 1999.
[8] Helm-Estabrooks N: Stuttering Associated with Acquired Neurological Disorders. *Stuttering and Related Disorders of Fluency.* 2nd ed, Curlee R (ed), New York, Thieme, pp.255–268, 1999.
[9] Rosenfield DB & Freeman FJ: Stuttering onset after laryngectomy. *Journal of Fluency Disorders,* 8: 265–268, 1983.
[10] Baumgartner J & Duffy JR: Psychogenic stuttering in adults with and without neurologic disease. *Journal of Medical Speech-Language Pathology,* 5(2): 72–95, 1997.
[11] Dale JL: Sudden onset of stuttering: A case report. *Journal of Speech and Hearing Disorders,* 47: 301–304, 1982.
[12] Baumgartner JM：Acquired Psychogenic Stuttering. *Stuttering and Related Disorders of Fluency.* 2nd ed., Curlee R（ed），New York, Thieme, pp.269–288, 1999.
[13] Mahr G & Leith W: Psychogenic stuttering of adult onset. *Journal of Speech and Hearing Research,* 35: 283–286, 1992.
[14] Tecce J: Contingent negative variation（CNV）and psychological processes in man. *Psycho-

logical Bulletin, 77: 73–108, 1972.

[15] Peters R, Love L, Otto D, Wood T, & Benignus V: Cerebral processing of speech and nonspeech signals by stutterers. *XVIth International Congress of Logopedics and Phoniatrics*, Interlaken, 384–388, 1974.

[16] Zimmerman GN & Knott JR: Slow potentials of the brain related to speech processing in normal speakers and stutterers. *Electroencephalography and Clinical Neurology*, 37: 599-607, 1974.

[17] 伊藤正男, 梅本　守, 山鳥　重, 小野武年, 往住彰文, 池田謙一編：岩波講座　認知科学6　情動, 岩波書店, 1996.

[18] Finitzo T, Pool KD, Freeman FJ, Devous MD, & Watson BC: Cortical dysfunction in developmental stutterers. *Speech Motor Control and Stuttering*, Peters HFM, Hulstijn W, & Starkweather CW (ed), Amsterdam, Excerptamedica, pp.251–261, 1991.

[19] Ingham RJ, Fox PT, Ingham JC, Zamarripa F, & Cotton J: Functional-Lesion Investigation of developmental stuttering with positron emission tomography. *Journal of Speech and Hearing Research*, 39: 1208–1227, 1996.

[20] Ingham RJ, Fox PT, & Ingham JC: Brain image investigation of the speech of stutterers and nonstutterers. *Asha*, 36: 188, 1994.

[21] Watson BC, Pool KD, Derous MD, Sr Freeman FJ, & Finitzo T: Brain blood flow related to acoustic laryngeal reaction time in adult developmental stutterers. *Journal of Speech and Hearing Research*, 35: 555–561, 1992.

[22] Devous MD, Stokely EM, Chehabi HH, & Bonte FJ: Normal distribution of regional cerebral blood flow measured by dynamic single-photon emission tomography. *Journal of cerebral Blood Flow and Metabolism*, 6: 95–104, 1986.

[23] Conture EG, Rothenberg M, & Molitor RD: Electroglottographic observations of young stutterers' fluency. *Journal of Speech and Hearing Research*, 29: 384–393, 1986.

[24] 吉岡博英：吃音者における喉頭調節について——光電グロトグラフィによる観察——. 筑波大学心身障害学研究, 10: 39–46, 1986.

[25] Shapiro A: An electromyographic analysis of the fluent and disfluent utterances of several types of stutterers. *Journal of Fluency Disorders*, 5: 203–232, 1980.

[26] Peters H, Hulstijn W, & Starkweather CW: Acoustic and physiological reaction times of stutterers and nonstutterers. *Journal of Speech and Hearing Research*, 32: 668–680, 1989.

[27] Peters H & Hulstijn W: A composite motor task for the assessment of speech motor control in stuttering. *Speech Motor Control and Stuttering*, Peters HFM, Hulstijn W, & Starkweather CW (ed), Amsterdam, Excerptamedica, pp.493–501, 1991.

[28] Dembowski J & Watson B: Acoustic reaction time related to models of central nervous system function. *Speech Motor Control and Stuttering*, Peters HFM, Hulstijn W, & Starkweather CW (ed), Amsterdam, Excerptamedica, pp.263–268, 1991.

[29] Goldberg G: Supplementary motor area structure and function: review and hypotheses. *The Behavioral and Brain Sciences*, 8: 567–616, 1985.

[30] Blood GW: Laterality differences in child stutterers: Heterogenity, severity, and statistical treatments. *Journal of Speech and Hearing Disorders*, 50: 66–72, 1985.

[31] Newman PW, Bunderson K, & Brey RH: Brain stem electrical responses of stutterers and normals by sex, ears and recovery. *Journal of Fluency Disorders*, 10: 59–67, 1985.

[32] Penfield W & Roberts L: Speech and brain—mechanisms. Princeton University Press, 1959 (上村忠雄, 前田利男訳: 言語と大脳. 誠信書房, 1983).

[33] Sedláčková E: Exploration de léquilibre végétatif dans le bégaiement et le bredouillement. *Folia phoniatrica*, 15: 68–77, 1963.

[34] Weber CM & Smith A: Autonomic correlates of stuttering and speech assessed in a range of experimental tasks. *Journal of Speech and Hearing Research*, 33: 690–706, 1990.

[35] Kidd KK: Genetic models of stuttering. *Journal of Fluency Disorders*, 5: 187–201, 1980.

[36] Conner JM & Ferguson-Smith MA（清水信義, 松尾宣武訳）：最新遺伝子医学. 講談社, pp.75–86, 1991.

[37] Cox N, Kramer P, & Kidd K: Segregation analyses of stuttering. *Genetic Epidemiology*, 1: 245–253, 1984.

[38] Howie P: Concordance for stuttering in monozygotic and dizygotic twin pairs. *Journal of Speech and Hearing Disorders*, 24: 317–321, 1981.

[39] Felsenfeld S: Progress and needs in the genetics of stuttering. *Journal of Fluency Disorders*, 21: 77–103, 1996.

[40] Bloodstein O: Stuttering: The search for a cause and cure. Boston, Allyn and Bacon, 1993.

[41] 新川詔夫, 阿部京子: 遺伝医学への招待（改訂第二版）. 南江堂, 1997.

[42] Andrews G, & Harris M: The Syndrome of Stuttering. London, The Spastics Society Medical Education and Information Unit in association with William Heinemann Medication Books, 1964.

[43] Kay DW: The genetics of stuttering. In Andrews & Harris (Eds), *The syndrome of stuttering*, London, The Spastics Society Medical Education and Information Unit, 1964.

[44] Ambrose NG, Yairi E, & Cox N: Genetic aspects of early childhood stuttering. *Journal of Speech and Hearing Research*, 36: 701–706, 1993.

[45] Ambrose NG, Cox NJ, & Yairi E: The genetic basis of persistence and recovery in stuttering. *Journal of Speech and Hearing Research*, 40: 567–580, 1997.

[46] Allen GI & Tsukahara N: Cerebro cerebellar communication systems. *Physiological Review*, 54: 957–1006, 1974.

[47] 川人光男, 佐々木正人, 三嶋博之, 丹治　順, 酒田英夫, 村田　哲, 藤田昌彦: 岩波講座　認知科学4　運動. pp.31–71, 岩波書店, 1994.

[48] 丹治　順: 運動前野のはたらき. 科学, 53: 248–250, 1983.

[49] Lee BS: Effects of delayed speech feedback. *The Journal of Acoustical Society of America*, 22: 824–826, 1950.

[50] 府川昭世: 朗読課題の熟知度と遅延聴覚フィードバック効果—言語運動の外在・内在フィードバックモデルの観点からみた DAF 効果（I）—. 音声言語医学 21: 103–108, 1980.

[51] Fairbanks G: Systematic research in experimental phonetics: 1. A theory of the speech mechanism as a servosystem. *Journal of Speech and Hearing Disorders*, 19: 133–139, 1954.

[52] Cherry DC & Sayers B: Experiments upon the total inhibition of stammering by external control and clinical results. *Journal of Psychosomatic Research*, 1: 233–246, 1956.

[53] Stromsta CA: A methodology related to the determination of the phase angle of bone conducted speech sound energy of stutterers and nonstutterers. *Speech Monograph*, 24: 147–148, 1956.

[54] Chase RA: Effect of delayed auditory feedback on the repetition of speech sounds. *Journal of Speech and Hearing Disorders*, 23: 583–590, 1958.

[55] Mysak ED: Servo theory and stuttering. *Journal of Speech and Hearing Disorders*, 25: 188–195, 1960.

[56] Martin JE: The signal detection hypothesis and the perceptual defect theory of stuttering.

Journal of Speech and Hearing Disorders, 35: 252–255, 1970.

[57] Timmons BA & Boudreau JP: Auditory feedback as a major factor in stuttering. *Journal of Speech and Hearing Disorders*, 37: 476–484, 1972.

[58] 府川昭世: 遅延聴覚フィードバック効果における朗読課題の熟知度, 練習の影響および性差――言語運動の外在・内在フィードバックモデルからみたDAF効果(II)――. 音声言語医学, 22: 151–156, 1981.

[59] 府川昭世: 日本人大学生における遅延聴覚フィードバック効果に及ぼす言語(日本語・英語)と構音の難易の影響――言語運動の外在・内在フィードバックモデルからみたDAF効果(III)―― 音声言語医学, 24: 177–182, 1983.

[60] 府川昭世, 吉田 茂: メロディー復唱の遅延聴覚フィードバック効果. 心理学研究, 56: 229–232, 1985.

[61] 府川昭世, 吉田茂: DAF感受性の性差; 課題の難易の影響. 心理学研究, 59: 144–150, 1988.

[62] Fukawa T, Yoshioka H, Ozawa E, & Yoshida S: Difference of susceptibility to delayed auditory feedback between stutterers and nonstutterers. *Journal of Speech and Hearing Research*, 31: 475–479, 1988.

[63] Borden GL & Harris KS (廣瀬 肇訳): ことばの科学入門. メディカルリサーチセンター, 1984.

[64] Downie AW, Low JM & Lindsay DD: Speech disorder in Parkinsonism―Usefulness of delayed auditory feedback in selected cases. *British Journal of Disorders of Communication*, 16: 135–139, 1981.

[65] Helm N, Butler R, & Benson DF: Acquired stuttering. *Neurology*, 28: 1159–1165, 1978.

[66] Rentschler GJ, Driver LG, & Callaway EA: The onset of stuttering following drug overdose. *Journal of Fluency Disorders*, 9: 265–284, 1984.

[67] 山鳥 重: 情動の神経心理学. 岩波講座 認知科学6 情動. pp.35–69, 岩波書店, 1996.

第2章

幼児吃音の臨床

●鈴木　夏枝・小澤　恵美

1. はじめに

　吃音は，それまで順調に育ってきた子どもとその親に，突然に現われた思いがけないことばの障害として，不安の種を蒔く．

　「治るのでしょうか？」初回面接の冒頭にこうたずねられることが多い．比較的軽度で，頻度や言語症状の特徴が非吃音児の非流暢性の特徴に類似している場合にはそれなりの安心材料を提供することもできる．しかし，これは手強そうという吃症状をみせている子の場合は，即，返答に困る．「軽減するように考えていきましょう」と答えるのが良いのか，「治ります」と答えてまず不安を軽くしたほうが良いのか，似た症状で学童期まで吃症状を持ち続けている子の顔を思い出しながら「何ともいえない」とことばを濁してしまう時もある．

　いずれにしても，吃音という，ことばにからんでしまった苛草のようなものをできるだけ取り除き，子どものことばを自由にするために，ことばの状態を把握し，子どもの全体像を捉え，親の不安を受け止めながら，この子を取り巻く言語環境についても，これからしばらく一緒に考えて行こうという気持ちを表すことから，幼児の吃音治療は始まるのだろう．

　幼児期の言語士のかかわりようが後の吃音のあり方，捉え方を左右するだろうことは明らかである．

　吃音児者の大多数（90％以上）は，2～5歳の幼児期に開始し，通常，明らかな原因も特定されない発達性吃である[1]．さらに，学童期，青年期，成人期に比較して，自然に，あるいは簡単な指導で治癒する率が高い（23～80％，平均50.4％）[2]という理由からも，幼児期は臨床的に重要な時期である．

　本章では，まず，筆者らが日常行っている対話を挿入して，互いに触発しつつ，幼児吃音臨床の場では実際にどのようなことが問題となるか，その複雑さ，多様性について述べる．次に臨床的評価，治療的アプローチについて紹介し，最後に，事例報告を行う．

2. 対話——吃音幼児の臨床の実際——

鈴　木：吃音は，それまで順調に育ってきた子どもに，ある時から，ことばを繰り返したり，つかえたりが始るので，親にとっては，障害として残るのでは，という不安が大きいだろうと思います．「治るのでしょうか？」初診面接の時に必ずたずねられます．頻度が比較的軽度で，言語症状の特徴が，非吃音児の非流暢性の特徴に類似している場合には返事もしやすいのですが，症状も重そうだと思えるお子さんには，即返答に困る場合もあり，「何ともいえない」と答えてしまいそうになります．どのように対応していますか？

小　澤：来院時の子どもの年齢や発吃からの期間により，答え方が少しずつ違います．やはり，年齢が幼い，発吃からの期間が短い（たとえば，18ヵ月以内，特に最初の2～3ヵ月は良くなりやすい），言語発達に遅れがない，家族に吃の既往があっても治癒している[3]など，予後にプラスと推測される条件があれば，治癒に有利と考えられると伝えるようにしています．一般的な答え方としては，幼児期は最も治癒しやすく，調査によって数字は異なるが，高い方では80％，平均すると50％が，自然にあるいは簡単な指導で治癒している．しかし，目の前の○ちゃんがいつ頃良くなるか否かはっきりしたことは現在はいえない．良くなるにしても，2～3年かけて良い波，悪い波を繰り返すこともある．自然治癒の時期を越えて吃音が残ったとしても，それぞれの時期や段階でやれることがあるから，気長に構えることが必要と励ましを込めてお話ししています．

鈴　木：良くなりやすい時期を具体的にはいつ頃と伝えますか？

小　澤：一概にいえませんが，小学校の一年生前後，その後は思春期の頃とお話しすることがあります．Andrewsら[1]は，学齢前にどもり始めた子は6歳半頃までに平均半数位は良くなり，12歳位から吃音の有病率が徐々に減ると記しています．私自身の臨床経験と照らしても同様に感じています．

鈴　木：何度か面接が続いた後にあらためて「治るのでしょうか？」と問われる場合もあります．

小　澤：そういう場合は，親御さんの不安が再度出てきているのでしょうから，まずこの気持ちを受けとめることが大切です．吃症状が残っていても以前と比べてたくさん話せるようになっている等の観察される良い面，子どもの全体的な発達にとって重要なことは何かとの視点を含めて説明し，親御さんの安心を得ることが必要です．

鈴　木：確かに，子どもの発話量が増えてきたため，吃頻度は変わらない，あるいは吃頻度が減少しているのに吃症状が目立つように思われる場合があります．吃症状を多

少残して治療終了にする場合もあります．そんな時にもやはり「治るものでしょうか？」と問われることがあると思いますが，どのような対応が望ましいのでしょうか．

小　澤：子どもの自覚の程度，吃音に対する反応がどうかにポイントを置きます．子どもがスピーチを気にするようだったら，いつでも話題に取り上げて，オープンに話し合うように，そして初診時と同様，各段階でそれぞれ対応の仕方があることを保護者にお伝えし，こちらの受け入れの姿勢をお話しします．

鈴　木：いつでもつながりが持てるということは心強い感じで親御さんも安心できますね．実際にそのようなことで，しばらくしてから再度みえる方は多いですか．

小　澤：再来なさる方は稀です．電話等で相談される方もありますが，あらためて来院するのは，エネルギーを要することなのだと思います．

鈴　木：「治るか？」と同じように出されるのが，「原因は何か？」という問いです．「愛情不足の子に吃音が出やすいと聞いた．自分は決して愛情不足とは思えないのになぜわが子は吃音になったのだろう？」と悩んだお母さんもいました．原因についての説明をどうされていますか．

小　澤：個々の子どもを前にして，原因はこれ，と特定できるものでもなく，不明と答えることが多くなります．ただし，単一の条件で吃音が生じたのではなく，諸々の条件が重なりあった可能性があるとお話しします．遺伝を含めた素因，ことばの発達途上であること，それに環境的な要因が相互に関連し合っていると考えられます．原因は不明でも，適切な対応をしたいと考えている親は多いので，無理をさせないように注意しつつ，子どもの特徴や発達の状態，コミュニケーション関係，親子関係などについて，理解を深めていくことを提案していきます．先程の話のお母さんの場合もそうですが，心理的なものばかりで説明することは避けたいですね．原因論として，脳の機能の成熟，特にことばを話す機能の成熟や，家族にみられる遺伝傾向，子どもおよび周囲の要求と能力の均衡，子どもの気質や行動特徴等の情報を含めて説明することもあります．

鈴　木：こちらから原因としてどんなことを考えているかを保護者に質問することがあります．叱られたことや，大きなショックを原因として考えている方も多いのですが，それはきっかけで，ではそのことがなければ吃音は生じなかったのかというと，その保証はなくて，別のことをきっかけとして吃音が始まることになったのではないでしょうか．単一条件ではなく，条件が重なって吃音が生じることは原因の特定が難しいということにつながりますね．

鈴　木：面接の頻度ですが，私は月に一回程度を考えています．この間隔は生活の中のトピックを報告してもらうにはちょうど良いと思うのですが吃音の変化を報告してもらうには少し長くて話が漠然としてしまうこともあります．

小　澤：日常のことは負担にならない程度に記録を書いてもらうようにしています．それ

を元にお母さんから語ってもらいます．吃音の変化はグラフを渡します．あまり細かくなく，大変良い，良い，普通，悪い，大変悪い等，5段階程度で記録できるようにしています．

鈴　木：記録に残しておけば，あいまいさは少なくなり，お母さん自身も振り返ってみての長い間の変化をとらえやすくなる，また日常生活の記録は子どもの思いがけない成長等を見いだすきっかけになるのでしょうか．

　　　　子どもによっては，園の行事，学期やクラスの変わる頃，吃音が悪化する場合があります．この子はこんな場合に多分影響が出るだろうと思われる場合，前もって悪化するかもしれないと予測を親御さんに伝えますか．予測が当たれば，こうなることもあると，当然のこととして悪化を受けとめてもらえるわけですが，悪くなるということにかえって不安を増大させてしまうのではと気になる場合もあります．

小　澤：それぞれの子どもの，それまでのエピソードを聞いているわけですから，予測ができる場合には伝えても良いと思います．園生活以外でも，たとえば，家族でのちょっと大きな旅行等でも影響が出る場合があります．混雑した場所へ出掛けることなどは2，3歳台では特に，疲労，興奮を避けるという面からも，ことばへの影響を考えなければなりません．

鈴　木：親御さんの気づかぬような環境の変化がことばに影響してくる場合があるわけですね．

鈴　木：吃音の重症度をたずねられることがあります．軽度なら，「軽い」といって安心してもらえますが．

小　澤：症状の特徴にもよりますね．ポイントとしては，力が入っていない，工夫がない状態ならば，繰り返しや引き伸ばしの頻度が多くても，一見目立つようだが，進んだ段階ではないといえます．

鈴　木：経過を見ているうちに，繰り返しは減って，ブロックに変わってしまうことがあります．こちらはオヤ？と思うのですが，お母さんの中には，目立たなくなった，良くなったと思ってしまう方もいて，この変化を何と伝えようか迷う場合があります．

小　澤：お母さんのタイプにもよります．もしそれまでのお母さんの子どもへの態度や取り扱い方が変わらなくて，それが吃音へ影響していると思えば，はっきりと症状の説明をした方が良いでしょう．

鈴　木：吃症状の観察を家族にどの程度できるようになってもらうかですが，あまり細かくみてそればかりにこだわるのも困ると思うのですが．

小　澤：吃音に一喜一憂するのではなく，どのような時（条件や場面）に増加，減少するか推測したり，話し合ったりすることで，子どもの特徴や生活の状況の理解につながることがあります．そのためにも，子どもとのコミュニケーション場面の観

察が大切です．時には，VTRが有効でしょう．子どもとお母さん，お父さん，兄弟姉妹，また，子どもと言語聴覚士との場面等です．これらを通してどんな条件，場面で吃音が生じやすいか，親子のコミュニケーション関係に視点を置いた時，そのテンポが合っているか，子どもからのはたらきかけをうまく受けとめて返しているか等の観察をします．親御さんに観察力が持てるようになると，たとえば，報告させようとするとつかえているとかわかるようになります．観察力がつくとお母さん自身の気持ちも落ち着いてきます．日常のコミュニケーション場面に観察が生かせればと思います．

鈴木：子どものペースをみない，マイペースのお母さんがいます．

小澤：そういう場合，VTRを提示できると話がしやすくなるでしょう．子どもの活動やコミュニケーションのレベル，タイミングを無視している，たとえば子どもはまだ帰りの準備をしていないのに「さようなら」をさせようとしている等具体的な場面を捉えて話をしていく必要があります．

　親と子のコミュニケーション関係を視点の一つに置くことが幼児の吃音にかかわる者にとって大切です．ここに視点の一つを置いて，具体的な反応や行動について理解を深め，それから，他のさまざまな親子関係も取り上げていく必要がでてきます．子どもや親の特徴により，親子のコミュニケーション場面を設定し続けるより，言語士との場面設定のみの方が適切な場合もあります．また，心理的に複雑な関係などが窺われるような場合には，その専門分野の人にゆだねるべき場合もあります．

鈴木：面接にみえるのは主に母と子ですが，父親参加も増えています．

小澤：最近は当然のように両親でみえることが多いですね．初診の時，父親同伴なら，これからも無理のない程度に来て下さいといいます．父親がうまく参加し，実際のかかわりから具体的に自分で観察し，問題点を見つける等，非常に有効な場合もありますので，できるだけ父親の参加を考えます．みえない場合には，一度はお父さんにも来て下さいと話します．父親の積極的参加は評価できます．

鈴木：毎回積極的にかかわってくれたお父さんがいました．こちらの考えを受け入れてくれて，子どもともうまくかかわってくれるようになったので，良い結果で終了できましたが，当初は，何が何でも吃音を治さなければと，父と母が同様の不安を持っていて，こちらは2倍のものを受けとめていかなければならず，正直辛かったことがあります．今思えば言語士としては，父親には母親が不安を訴える時，それを受けとめられることを期待していたからでしょうか？

小澤：子育てについて話し合ったり，別の視点から子どもの長所を見いだしたり，母親を励ましたりすることができる父親がいると，母親も安心していられます．

鈴木：非流暢な話し方が始まった時に，ゆっくり言って，落ち着いてもう一回言って等の注意をしない方が良いということは，これまでに随分浸透してきたと思います．

発達過程に生じる一過性の非流暢な話し方は，このような対処で，随分救われてきたと思います．

　しかし吃音と診断される子で，いわゆることばの波を繰り返している子の，ことばの調子が悪い時，口に手を当てたり，身体を揺すったり等の随伴がみられたり，強いブロックがみられたりした時の対応の仕方には迷うこともあります．

小　澤：原則は，子どもの話の中身を聴くことでしょう．コミュニケーションの目的にかなうのは，子どものメッセージや気持ちを受けとめることです．

鈴　木：苦しそうにしているのをじっとみているのは親には辛いことと思えますが．

小　澤：たびたび問題になることです．吃音の原因がさらに明確になり，治療法が変われば対応の仕方にも変化があるかもしれませんが，現在は，よく目を見て，自然な顔で聴くのを原則とするべきでしょう．この態度が一貫していれば，コミュニケーションの満足感を得られるのだと説明する必要があるかもしれません．あまりにも苦しそうな時は，場面を転換する（座ってゆっくり聴く等）ことを勧めることもあります．小学生になり，直接的治療を始めている場合は，家庭での対処を親と打ち合せておくこともあります．

鈴　木：時には，「ことばの助け船を出してあげても良いでしょう」と言う場合もありました．そんな時，「あっ，いいのですね」と安心する人もいました．

小　澤：助け船の出し方もいろいろです．実際に良いタイミングで出されているかが問題です．むしろ，やはりよく聴いてあげて，子どもが言い終わった後で，ゆっくり繰り返すのが良いと思います．子どもによっては助け船がでるのがわかると自分が言わないで待つという態度になってしまうことがあります．そんなふうに話をしなくなってしまうのは避けたいですね．まず，話の聞き方，返事の仕方等，基本的にするべきことがあると思います．

鈴　木：じっと待って聴くことはできても，良い返事の仕方は難しいかもしれません．

小　澤：うなずく，そう，等の相槌のみでなく中身のあることば，たとえば本人の使っていることばを中に入れる等して返事をしてあげる方が満足する子が多いようです．また，お母さんが返事をしていても子どもが受け取る満足度に差がある場合があります．いずれにしてもオーディオテープやVTRによる母子場面の観察が必要です．お母さんの理解力や感受性にもよりますが，再現して観察することで，返事をしていないことや，適切でない応答を具体的にわかってもらいます．

鈴　木：面接場面で直接指摘することはあってもテープ利用はなかなか実行できぬことでした．

小　澤：なかには伝わりにくかったり，やってもできない人もいます．しかし，お母さんが子どもへのかかわりを自己観察することを試みることは必要です．ただし，子どもとのかかわりが上手な親御さんもいますね．

鈴　木：幼稚園の選択の相談を受けることがあります．吃音があると入園を断られるので

は，と不安になる方もいます．まずそういう園はほとんど無いので大丈夫とお話ししますが，加えて，もし難色を示されるようなことがあるなら，その方針自体に問題を感じるのでそういう園は選ばない方が良いということにしています．幼稚園，保育園等の集団生活の中での様子を知ることも大切です．園生活でのことばの様子を担任に報告してもらうことで安心が得られる場合もあります．保育参観や遠足の同伴で他児の観察ができ，わが子は特別ではないと安心できたお母さんもいました．また，逆に，吃音に気づきながらも放置していた親御さんが担任の勧めで相談にみえたこともあります．担任との連絡をどの程度積極的にされていますか．

小 澤：お母さんや担任の性格にもよるので，状況をよく聴いて対応します．具体的にエピソードがあれば，それに対して電話や手紙で連絡をとることがあります．担任が早口であると訴えたお母さんもいました．親御さんから具体的にこうしてほしいということがあったり，園から助言を求められれば対応します．園に宛てて出した手紙の一例があります．

幼稚園への手紙

園長先生
御担任の先生

　はじめて，お便りいたします．
　私は，＊で言語を担当しております＊と申します．貴園に入園された＊さんのことばの状態についてご報告致しますので，今後のご指導をよろしくお願いいたします．「どもる」ことを主訴に来院され，これまでに＊回お会いしました．
　＊さんは，慣れないうちはやや緊張する傾向がありますが，遊びにおいても集中力があり，人への思いやりもあり，順調に発達しておられます．音節の繰り返し（「ボボボぼく」等）やつまることが主で，特に表現したいこと（説明や報告など）や新しい事態への興奮・緊張で増加しています．まだ極めて初期の段階にあると思われ，家庭や幼稚園で適切な対処をされることで良い影響を受ける可能性があります．
　吃音の原因については，現在のところ不明で，諸説ある状態で，治療法もさまざまです．ことばを含む全体的発達とともに良くなる傾向が一部にあり，幼児期は最も治癒しやすい時期です．＊さんも全体的な発達とともに楽になる可能性は高く，全く普通の発達をしている子として，特別扱いは必要ありませんが，以下の点にご配慮いただければ幸いです．
　1. ことばについてのからかい等のないようにお願い致します．
　2. いくらつかえても，話し終えるまで，遮ることなく聴く．ことばのつかえは，周囲がしっかり話を聴くことで，話しやすくなる面があります．
　3. どの子どもも同じですが，話し掛けられたら，すぐに顔を向けていただき，しっかり聴いていただくことで，満足感をもちます．
　4. やや速度をゆっくりにして，話し掛けたり，受けるなど，子どもと話のペースが合うと話しやすい傾向があります．
　もちろん，幼稚園での取り扱いについては，園長先生，御担任の先生のお考え，ご判断が第一であります．
　何かお問い合わせがありましたら，いつでもご連絡下さい．

鈴 木：園を訪問されることがありますか．

小　澤：子どもの自然なコミュニケーションの観察ができ，得ることは大きいでしょうが訪問したことはありません．突然の訪問に対する子どもの反応を考えると幼稚園や保育園を定期的に巡回する言語聴覚士が存在すれば有効に機能すると思います．

鈴　木：園との連絡は，親御さんに，どのような意図でどのような話をしようと思うということを告げて了解の元に行い，結果このような話がありましたと報告も行います．集団生活の中で子どもがコミュニケーション上のストレスを受けないようにすること，親御さんと，園との信頼関係を強める一助になるのが私達の役割でしょうか．

鈴　木：幼児教室や，おけいこ等についての相談もあります．こんな習い事をさせてみたいという場合やすでに通っている所をやめた方が良いかという場合があります．基本的にはその子が楽しめるのだったら習い事も良いと思いますが，いざ始めてみたら親子でストレスを感じてしまうこともあるようです．

小　澤：たとえば一週間のスケジュールをみて幼い子が忙しすぎるのは考えものでしょう．しかし，子どもの個性を理解した上で，親として大切なことだと思ったら，ことばのトラブルがあるからという理由であきらめるべきかは疑問です．たとえば受験等も吃音があるから受験準備がストレスになって吃音を悪化させるならやめさせた方が良いのかという話もありますが，本当に受験が重要なことと考えれば，吃音を理由にあきらめるべきではないでしょう．

鈴　木：そこであきらめたら可能性をうばってしまうという点から考えると，吃音を社会的ハンディキャップにつなげてしまうことになるかもしれませんね．

小　澤：おけいこ事も，たとえば，音楽の才能を伸ばすことが重要であり，妥当ならば，吃音を理由に中途半端にさせてしまってはいけないと思います．ただし，皆がやっているからさせてみようと始めて，結果として子どもにストレスが加わっているようなら中止も考えるべきでしょう．

鈴　木：しつけについても同様のことがいえるのでしょうか．注意を与える，厳しくする，叱る，これらがストレスにつながるということで，子どもが何をしても良しとしてしまい，けじめがなくなる危険性があります．子どもにとって本当に大切なことか親の養育上の要求水準が高過ぎることはないか等，見直し，考えるということですね．

鈴　木：吃音を主訴に相談にみえる子どもの中には，言語発達や精神発達に軽い遅れをみせる子がいます．また，発達のバランスの悪い子もいます．このような子どもには言語士としてかかわる分野が多くなります．

小　澤：Andrews[1]の文献のまとめに，吃音の子どもはことばの発達の指標をやや遅れて通過する，吃音のない子に比較して，言語のいくつかの検査の結果に遅さがある，また，機能性構音障害も約3倍多くみられるとあります．幼児の吃音と言語発達は密接な関係にあります．

鈴　木：言語発達の遅れなどに気づかずに吃音のみに悩んでいる親御さんには対応が難しいことがあります．

小　澤：知能検査で大きくでる遅さと違って，微妙なところの遅さが多いように感じています．具体的な行動の観察等を通じて親御さんには伝えていきます．

鈴　木：年齢の低い場合には適応しませんが，ウェクスラー系の検査の言語性と動作性のプロフィール，ITPA で得られるプロフィール等が参考になる場合もあります．発達の遅れがなくとも個人内の能力のバランス等の情報が得られますので特徴に応じた対応をアドバイスしやすくなります．

小　澤：何か特徴的なことがありますか．

鈴　木：きちんとデータは出していないので傾向としてはいえませんが，知能検査では，動作性知能と言語性知能のバランスの悪さ，ITPA では，視覚運動回路に比べ聴覚音声回路の発達が遅れている特徴が明確に出て，言語機能の成熟の遅れを示す子どももいました．発達の遅れが考えられる子どもには，発達検査，知能検査を心理部門に依頼します．先生はどのようになさっていますか．

小　澤：初診時に親子関係検査に加えて，幼児の場合津守・稲毛式発達検査，田研式発達質問検査などを行います．知的な問題が感じられると知能検査にまわします．

鈴　木：職場の事情で検査依頼しやすいか否かがあるかもしれません．得られる情報量も違ってきます．

小　澤：言語士が行う発達面の検査には他にどんなものが考えられますか．

鈴　木：国リハ式＜S-S 法＞言語発達遅滞検査，PVT（絵画語い発達検査），先程のITPA 等を行います．

小　澤：子どもの扱い方が，その子の発達レベルに適しているか，親が必要以上に焦っているなら発達を待つことを伝える必要がありますね．

鈴　木：吃音のみでなく発達の問題にも親御さんが十分認識して子どもに対応してくれるようになると吃音にも良い影響が出てくる印象があります．

小　澤：発達が遅めの吃音の子の治癒率が特に良いという傾向はないようです．特に，言語発達の遅れは，吃音が継続しやすいグループの特徴の一つにあげられています[3]．

鈴　木：就学を控えて就学児健康診断の時に，吃音をどう伝えるかという問題があります．「ことばの教室」で対応してほしい場合には，吃音があると伝えることを勧めますが，親御さんが「ことばの教室」を望まなかったり，こちらで継続指導を考えている場合もあります．調査票などへの吃音の記入をどうしたら良いかときかれることがあります．

小　澤：基本的には記入した方が良いと思います．ただし，頻度が少なかったり，繰り返しが中心で，しばらく経過をみたい場合は，保護者の気持ち次第ですが，何も記入しなくても良いかもしれません．しかし入学後は保護者が担任との連絡をとることは必要でしょう．どもり方が楽ではなく，力が入っていたり，言いにくそう

だったら記入しておいた方が良いでしょう．担任等から誤解されたり，ことばへの注意を受けてしまうことは避けたいものです．

鈴　木：「ことばの教室」への移行については，どのようにされていますか．

小　澤：吃音に関して，「ことばの教室」の役割は大きいと思います．対応頻度も週一回を確保してもらえることも良いことと思います．力の入った症状のある場合には，就学時に「ことばの教室」への移行を勧めます．しかし就学という新しい環境の変化に加えて，さらに「ことばの教室」への通級という新しい体験を重ねるのは負担と思われる子どももいますので，その場合には移行に迷うこともあり，学校生活の安定がみられるまでこちらで継続することもあります．症状が重くなく経過を追う程度で良いかという場合にも迷います．

鈴　木：小さい頃からみている子どもの場合も移行しづらくなることがあります．情が移ってしまったというか・・・．

小　澤：近隣に「ことばの教室」がなかったりすれば就学後も当然，継続ということですが，その場合症状も重くて本人の意識も変わってきつつある場合には治療方針を変えての継続になります．

鈴　木：吃音に伴って，チック，歯軋り，爪噛み等の行動が生じる場合を，これまで何例か経験しています．吃音との関連で把握していなかったり，チック等に気づいていない親御さんもあります．その場合，あえて，こんな様子がみられていると伝えるべきか，また，どこまで深入りするか迷うことがあります．

小　澤：小食や偏食，夜尿，頻尿，等，多くの習癖や問題行動について話題になることもあります．吃音の原因やメカニズムが明らかになるにつれて，これらの問題との関連や接点についても話しやすくなると思いますが，現在は，伝えることでプラスになることが予想できる，あるいは対策が考えられれば伝えます．相談を受けたり，程度がひどければ，専門と思われる機関に紹介します．

鈴　木：小児科，精神科，心理相談等でしょうか．

鈴　木：そろそろ，まとめに入ります．幼児の吃音の臨床を行いながら，自分の行っている方向づけは果たしてこれで良いのか迷うことがしばしばあります．これまでの臨床経験を振り返ると，いくつかの共通の迷い，疑問が出て来ていたと思います．手探り状態で対応しているような気もします．いずれにしろ，今後は，親御さんに，語尾を濁さずにお話できることを増やしていきたいと考えています．

小　澤：治療が終結する時，親御さんが，「自分の子どものことがよくわかるようになった気がする．長い目でみて，この経験を生かしていきたい」という趣旨のことをおっしゃることがあります．課題は山積していますが，吃音という問題を通して，人間のことばへの理解，子どもや親，人間への理解が深まることを願って，臨床を行っていきたいと思います．

3. 臨床的評価

　ことばは，人間の脳で意図され，企画され，調整され，修正され，発話に関与する運動神経に命令が出され，実行に移される．実行された発話は，意図に照らして絶えず調整されつつ，進行する．この複雑な過程がすべてうまく機能して統合している時，ことばは流暢に流れる．吃音は，ことばの流暢性の障害の一つであり，発話という高度かつ複雑な過程の統合が破綻していることを示す．流暢性の破綻のメカニズムがすべて解明されているわけではないが，臨床の場における吃音の評価も，言語の産生の過程における流暢性の破綻に関与する要因やその相互の関係を一貫した枠組みで総合的に評価し，適切な治療方策を立案することが望ましい．

　筆者達が作成に参加している吃音検査法試案（日本聴能言語士協会，日本音声言語医学会）も臨床的総合評価の枠組みを提示している[4]．吃音特徴，言語行動特徴，関連行動特徴（一般的態度，認知，動作性行動，情緒，社会性等），環境特徴を，時間軸（発達）や相互関係を考慮しつつ想定し，鑑別，重症度，進展段階，臨床特徴，促進・軽減要因の推定を行う．目標としては，神経生理学的過程と，それと相互に関連する吃音特徴，言語行動特徴，関連行動特徴，環境特徴を一貫して評価し，診断して，適切な治療方策を立案することである．

　表1に吃音検査法（試案）の枠組みを使い，筆者等の考えも含め，吃音の臨床的評価に必要な項目を列挙した．

　評価は，1～4の各々の手続きの特性により，異なる項目もあるが，できるだけ一貫し，総合的に行う．

1. 一般的発達と吃音の状態を両親に記入してもらう調査書による情報聴取および，両親との面接
2. 両親（時に兄弟姉妹を含める）と子ども，言語士と子どもの遊びを中心としたコミュニケーション場面の設定による自由会話，相互交渉の観察，評価
3. 幼児用，吃音検査法（試案）の実施
4. 関連領域検査の実施

　クリニック内における相互交渉の観察に加え，InghamとRiley[5]は，幼児吃音の治療の有効性を論ずる際の評価について以下の指針をあげている．まず，子どもの生活における普通の話の状態，会話のサンプルを，クリニックの内外を含めて，多様な非治療的な条件において，時間を経て，定期的に，治療前の状態から評価を開始し，治療経過中，治療後，長期の経過（少なくとも1年）にわたり評価する．多くの変数，たとえば，話速度，発話の長さ，場面から得られる文脈上の支持，会話の相手の会話行動の特徴（子どもが話し終わらないうちに話すなどの会話の妨害，話速度等），その他，既知あるいは未知の変数の影響を受ける可能性があるので，変動性のデータをある期間集めておく必要があるとしている．

一方，言語病理学診断法[6]では，検査者と子どもの自由な会話，絵に対する反応の各々から200から300語の発話サンプルを得ることを典型とし，さらに，課題の複雑さ，聴き手の反応の複雑さを変えたり，検査者以外の場面を用意し，社会的な複雑さを加える．

吃音検査法試案では，以下のスピーチサンプルを得る．

1. 遊びを中心としたコミュニケーション場面（対面接者）での自由会話 50～100 文節
2. 絵単語呼称 30 語
3. 文による絵の説明 8 種
4. 文章による絵の説明（状況絵，系列絵）各 1 種
5. 質問応答 10 問
6. 遊びを中心としたコミュニケーション場面（対両親）での自由会話 50～100 文節

表 1　吃音の臨床的評価に必要な項目

1. 基本的事項，神経生理学的特徴
    1) 年齢
    2) 性別
    3) 家族構成，吃音の家族性の有無
    4) 出生事項
    5) 一般的健康状態，主な病気の既往
    6) 身体の成育（身長，体重）
    7) 神経学的兆候
    8) 発達障害，注意障害，学習障害等の有無
    9) 器質的障害の有無
    10) 神経症，精神障害の有無
2. 吃音行動特徴
    1) 発吃時期
    2) 発吃前後の状況
    3) どもり方とその推移
    4) 言語症状の頻度
    5) 言語症状の主な種類
    6) 言語症状の性質　①緊張性，②回数，③持続時間，④症状持続中の声の高さ，強さ，速さ
    7) 随伴症状
    8) 工夫，回避行動
    9) 情緒性反応
    10) 吃音が生起する場　①困難な音韻，②困難な場面，条件，③楽な場面，条件
    11) 非流暢性の機能，解釈　①吃音の進展状況，②文形成の過程における非流暢性，③発話運動コントロールの協調性の破綻，④情緒，感情の影響，自律神経系（興奮，緊張等）の影響，⑤環境との相互交渉の影響，等
    12) 吃音の変動性（波）　①変動性の有無，②変動の幅，③慢性化の時期
    13) 可変性の探索
    14) 吃音への自覚，予感　①自覚の有無，開始，②予感の有無，開始
    15) 吃音への自己評価，態度　①吃音の重さについての自己評価，②吃音時および吃音への感情，③聴き手の反応に対する認識，感情，④自己の発話および発話時の感情に対する自覚，④工夫，回避行動に対する認識，感情，⑤ケースの他の問題との比重，⑥原因，促進要因について，改善，治癒に向けての対処の方針，考え方

表 1　続き

3. 言語行動特徴
   1) 言語発達　①始語の開始時期，②二語文の開始時期，③言語発達の未熟さ，遅れの有無④構音の発達，会話の明瞭さ，⑤言語発達と他の発達の側面との均衡
   2) コミュニケーション態度　①注意の持続，落ち着き，②対人的な疎通性，緊張，自発性，抑制的，③アイコンタクト，④発話意欲，発話量，家庭における1日，1週間の状況，⑤発話，流暢性への意識の高さ，要求水準
   3) 言語理解　①語彙，②指示，説明の理解，③絵刺激の名称，内容，文脈の理解，④文字刺激の読み，内容，文脈の理解
   4) 言語表出　①語の探索，回収，②使用語彙の適切さ，③表現内容の適切さ，④文構造の複雑さ，⑤文の長さ，⑥要求，質問，応答，報告等のコミュニケーション機能，⑦音読
   5) 発話特徴　①構音，②速さ，③会話の明瞭さ，④声質，⑤高さ，⑥強さ，⑦リズム，⑧自然さ，⑨楽さ，⑩音声模倣
   6) 呼吸発声発語器官の形態と機能　①呼吸の様子，②呼気持続，③咬合，④歯列，⑤発声持続，⑥舌の可動性，⑦交互運動，協調運動
4. 関連行動特徴
   1) 一般的態度，情緒，社会性　①注意の持続，落ち着き，②情緒，社会性の発達（愛着行動，人見知り，母子分離等），③対家族との関係，態度，④友達との関係，態度，⑤集団生活での様子，⑥情緒的な安定
   2) 性格傾向　①ショックの受けやすさ，②興奮しやすい，③緊張しやすい，④先のことを心配する，⑤神経質，⑥要求，感情等の表現
   3) 非言語行動　①遊びの内容，特徴，②発達のレベル，特徴
   4) 生活習慣　①食事，②着脱，③排泄，④整理整頓，⑤日常動作（遅い，速い等），⑥1日，1週間の生活の状況
   5) 習い事，学業成績
   6) 運動発達　①粗大運動，②協調運動，③手先の器用さ
   7) 体質
5. 環境特徴
   1) 家族　①家族間の関係，②心理的風土，③両親の育った環境，④社会経済的状態，⑤住環境，⑥出来事（転居，災害等）
   2) 吃音環境　①周囲の人の吃音への反応，態度（直接的注意，からかい，叱責等），②吃音への感情（否定的感情，不安，あきらめ等），③吃音への評価（重さについて），④ケースの他の問題との比重（過剰反応等），⑤原因，促進要因について，改善，治癒に向けての対処の方針，考え方
   3) 言語環境，コミュニケーション環境　①家庭，幼稚園，保育園，学校，職場等の言語環境，②子どもの状態や活動への注目，理解，共感，③聴く（注目，関心，共感，理解，無視，妨害，返事，応答，聞き返し，等），④話す（内容の適切さ，情緒，感情の適切さ，話し掛けのペース，間，使用する語彙，文の長さ，複雑さのレベル，量，速さ，声の強さ，抑揚，興奮をあおる，等），⑤他の流暢性妨害の環境（急がせる等の時間的圧力，競争関係の存在等），⑥言語表現や流暢性に価値を置く環境の存在
   4) 養育環境　①子どもの特徴（発達や性質，活動，行動等）の理解，受け入れの状況，②要求水準の高さ（しつけ等），③養育態度の特徴（受容，拒否等）
6. 総合評価
   1) 鑑別
   2) 吃音特徴
   3) 重症度
   4) 進展段階
   5) 非流暢性を理解する要因，吃音の促進要因，軽減要因

以下に，総合評価のうちの一部を補足する．

3.1. 鑑別

臨床場面で吃症状が現われないことはめずらしくない．家庭での吃音の特徴や変動性（吃音の波等）についての両親の観察を含めて，吃音の兆候を示しているか否か判断する．本書プロローグで，吃音検査法試案の非流暢性のカテゴリーを紹介した．

吃音児の鑑別として，音や音節の繰り返し，音の引き伸ばし，語のとぎれが，100語に対して3％の非流暢性以上を吃音あるいは流暢性に懸念があるとする研究がある[7,8]．

図1，2は，吃音児，非吃音児2–6歳の非流暢性のうち，吃音児に最も多い音節の繰り返しと，非吃音児に最も多い挿入の年齢別の推移を示す．吃音児の音節の繰り返しは10％強に対して，非吃音児は1％で，Adams[9]やVan Riper[10]の鑑別の2％との数字とも近い．

繰り返しの回数，引き伸ばしやブロック（阻止），繰り返しが長く続く場合等の症状，持続

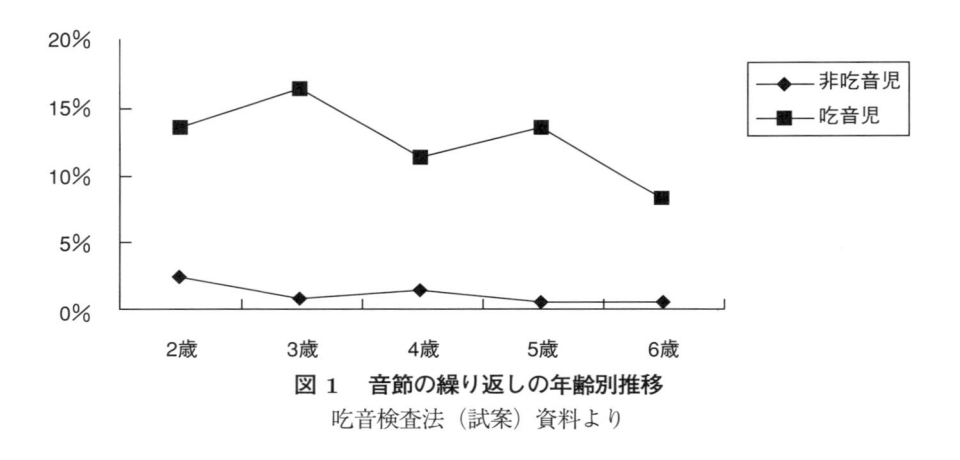

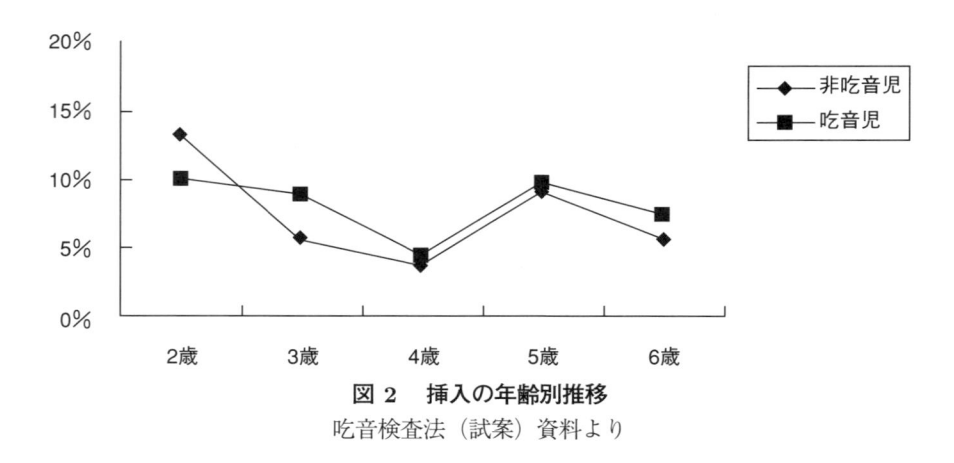

図1　音節の繰り返しの年齢別推移
吃音検査法（試案）資料より

図2　挿入の年齢別推移
吃音検査法（試案）資料より

第 2 章　幼児吃音の臨床　63

表 2　吃症状の具体例と解釈

1. 吃音の進展状況
   初期または基本的な症状か進展した症状か？
   困難な音，場面，条件の特定，緊張性，もがき反応，工夫，回避反応
2. 文形成の過程における非流暢性
   1) 語の探索，回収
      「ココれね　ムカムカチムむかちちゅかったムカチむかちチチュクちゅかったんだよ」
      /これね　昔　使ったんだよ/（3 歳男児）
      状況：ちょうちんを前に母親との会話，/昔/，/使う/ということばもファミリアリティーがない．
      /ちょうちん/という名称を知らない．
   2) 文を企画，表現し，編集するための時間調整
      「トーネーウントウントウーココ　ふうせんがね　ここ　フ　とんでった」（3 歳男児）
      状況：系列絵の説明
   3) 正しい文形成のための探索，試行錯誤
      「テテテテてつのぼう　ボボボボボぼうでタタタカレラレラタタたたけラララララレーられるの」
      （5 歳男児）
      状況：/鉄の棒でたたかれる/との文を形成しようとしている．恐い経験を報告している影響もあると考える．
   4) 表現してからの間違いの修正
      「えっと　えーと　kじゃ　gきょうはは　ななねん　きょうは　ななねんめもももｎなねんのほうに　<u>kきょうは　kあすか　ののります</u>」（下線部は本文，発達の遅れを持つ小 1 男児，菅野[11]より）
      状況：言語士と電車ごっこをしている際，/今日はあすか（という特急に）乗ります/という文の形成の前に試行や修正がある．
3. 発話運動コントロールの協調性の破綻
   速さ，リズム等
4. 情緒，感情の影響，自律神経系（興奮，緊張等の影響）
5. 相互交渉の影響

子ども（以下，C）	母親（以下，M）
C「あっデでっかい　おうちだ」	M「ふーん」
C「でっかいおうちだ　ウー」	M（返事なし）
C「デでっかい　おうちだ」	M（返事なし）
C「でっかいおうち　て，ウー」	（M 途中で妨害する）M「それ，〜したんだよ，駅，駅」
C「ココのへんえき」	M「えき」

   状況：4 歳 2 ヵ月，話掛けても母親の返事がはっきりとはなく，その間同じ文を繰り返す．音節の繰り返しがみられ，声も怒鳴るように大きくなる．最後に，母親は子どものことばを妨害するように発話する．

時間，流暢な発話時の声の楽さと同じかどうか，緊張性の有無を評価する．繰り返しや引き伸ばしの間，声の高さが高くなったり，繰り返しの速さが速くなったり，歪みがないかをみる．

吃音の進展状況や子どもの発話過程における非流暢性の意味や機能について推測，解釈し，子どもについての理解の一助とする．表 2 に具体例をあげる．

言語や心理面等，多くの要因で，声のピッチや声質の突然の変化や咳の出現など，吃音の特徴と類似した問題もある．

吃音との合併障害，関連障害としては，言語発達遅滞，精神発達遅滞（ダウン症候群等），学習障害，構音障害（機能性構音障害，口蓋裂等），脳性麻痺，失語症，パーキンソン病，精神

表 3　関連領域の検査

1. 発達・知能検査
   1) 乳幼児精神発達質問紙（津守・稲毛式）
   2) 遠城寺式乳幼児分析的発達検査
   3) 日本版デンバー式発達スクリーニング検査
   4) JMAP（日本版ミラー幼児発達スクリーニング検査）
   5) 新版 K 式発達検査
   6) 田研・田中ビネ知能検査
   7) WPPSI 知能診断検査
   8) WISC-R 知能診断検査
   9) WISC-Ⅲ 知能診断検査
2. 言語検査
   1) 国リハ式 <S-S 法> 言語発達遅滞検査
   2) 絵画語い発達検査（PVT）
   3) ITPA 言語学習能力診断検査
   4) 構音検査（改訂版）
3. 親子関係の検査
   1) 田研両親態度診断検査（PAT）

障害，神経症等があるが，個々のケースの非流暢性の特徴を把握することが肝要である．特に，言語発達の遅れないし未熟さ，理解と表出のバランスなど，個別に言語発達，全体的発達を評価する必要がある．関連する検査は表 3 にまとめた．若葉[12]は，ITPA を 3 歳台男児早発性吃音児 16 名（内言語発達不良群 7 名）と健常児群を比較し，粗点では，有意な差はないが，下位検査の評価点や個人内差の分析により，聴覚・音声回路による自動水準の文法構成と聴覚配列記憶，表象水準の言語表現に低い傾向がみられ，表出語彙の乏しさ，使用する文が短く単純なこと等を観察する必要を示唆した．

　言語発達との関連では，吃音児の発話文の長さ，複雑さと非流暢性の生起の観察をする[13]．また，発話の速度が遅目である場合もあり，発話速度に注目する．音・音節の繰り返しの他に，語の部分の繰り返し，言い間違い，挿入，語の繰り返し等の非流暢性にも注目する．

　吃音と機能性構音障害，口蓋裂や鼻咽腔閉鎖機能不全などの器質性構音障害さらには運動性構音障害の合併がある．なぜ吃音に構音障害の合併が多いのか，その機制についての仮説もある．吃音は音韻の構号のメカニズムに問題がある（Covert Repair Hypothesis）との仮説を子どもにおいて検討することを目的に構音障害と吃音を合併した吃音児の研究がある[14,15]．

3.2. 重症度

　主観的な尺度で，正常，軽い，中程度，重いと評価する例もある．言語病理学診断法[6]では，0-7 段階（0 は吃音がない，7 は非常にひどい）の重症度尺度が紹介されている．Riley[16]は，吃音頻度と症状の持続時間，随伴症状の得点を加算して，重症度のスコアを算出する（SSI: Stuttering Severity Instrument）．吃音検査法（試案）では，吃音頻度，症状の持続時間，緊

初診時の重症度プロフィル

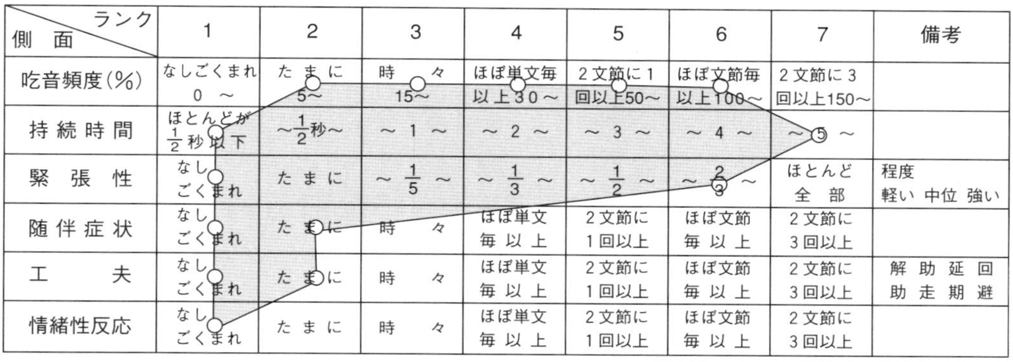

側面＼ランク	1	2	3	4	5	6	7	備考
吃音頻度(％)	なしごくまれ 0〜	たまに 5〜	時々 15〜	ほぼ単文毎 以上30〜	2文節に1 回以上50〜	ほぼ文節毎 以上100〜	2文節に3 回以上150〜	
持続時間	ほとんどが 1/2秒以下	〜1/2秒〜	〜1〜	〜2〜	〜3〜	〜4〜	〜5〜	
緊張性	なし ごくまれ	たまに	〜1/5〜	〜1/3〜	〜1/2〜	〜2/3〜	ほとんど 全部	程度 軽い 中位 強い
随伴症状	なし ごくまれ	たまに	時々	ほぼ単文 毎以上	2文節に 1回以上	ほぼ文節 毎以上	2文節に 3回以上	
工夫	なし ごくまれ	たまに	時々	ほぼ単文 毎以上	2文節に 1回以上	ほぼ文節 毎以上	2文節に 3回以上	解助延回 助走期避
情緒性反応	なし ごくまれ	たまに	時々	ほぼ単文 毎以上	2文節に 1回以上	ほぼ文節 毎以上	2文節に 3回以上	

終了時の重症度プロフィル

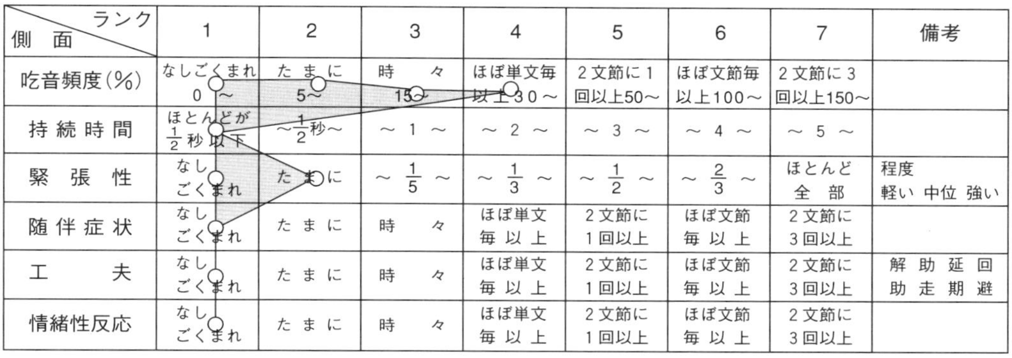

側面＼ランク	1	2	3	4	5	6	7	備考
吃音頻度(％)	なしごくまれ 0〜	たまに 5〜	時々 15〜	ほぼ単文毎 以上30〜	2文節に1 回以上50〜	ほぼ文節毎 以上100〜	2文節に3 回以上150〜	
持続時間	ほとんどが 1/2秒以下	〜1/2秒〜	〜1〜	〜2〜	〜3〜	〜4〜	〜5〜	
緊張性	なし ごくまれ	たまに	〜1/5〜	〜1/3〜	〜1/2〜	〜2/3〜	ほとんど 全部	程度 軽い 中位 強い
随伴症状	なし ごくまれ	たまに	時々	ほぼ単文 毎以上	2文節に 1回以上	ほぼ文節 毎以上	2文節に 3回以上	
工夫	なし ごくまれ	たまに	時々	ほぼ単文 毎以上	2文節に 1回以上	ほぼ文節 毎以上	2文節に 3回以上	解助延回 助走期避
情緒性反応	なし ごくまれ	たまに	時々	ほぼ単文 毎以上	2文節に 1回以上	ほぼ文節 毎以上	2文節に 3回以上	

初診時年齢 2;7, 3;5, 3;5, 3;8
｜　｜　｜　｜
終了時年齢 5;9, 4;3, 4;10, 4;8
各側面の最低と最高のランクを
幅で示す．

図3 幼児4名の初診時と終了時の重症度プロフィール

張性，随伴症状，工夫，情緒性反応を7段階に分け，プロフィールで示すが，軽度，重度等の表現との対応はしていない．図3に幼児吃音4名の初診時と終了時のプロフィールを重ねて例示する．終了時は吃音頻度は多くても4以下，その他の項目は2以下である．

3.3. 進展段階

PetersとStarkweather[17]は，幼児から老年まで，生涯を通しての吃音の進展を，発話運動行動，言語行動，社会的，情緒的，認知的行動の枠組みで整理した．吃音検査法では，吃音への自覚，反応と吃症状の特徴を軸に，4層で吃音の進展について評価する．治療方策を決定する際の主要な根拠の一つとなる（図4）．

	吃音症状	変動性（波）	困難な場面	困難な語音	自覚および情緒性反応
第1層	●音節や語の部分の繰り返し ●引き伸ばし	●一過性に吃る ●変動性が大きい	●コミュニケーション上の圧力下 ●特に興奮時や長い話をするとき	●文頭の語	●吃音者としての意識（−） ●情緒性反応（−） ●恐れ，困惑（−） ●すべての場面で自由に話す ●まれに瞬間的なもがき
第2層	●繰り返し ●引き伸ばし（緊張＋持続，長くなる） ●随伴症状	●慢性化 ●一時的な消失あり	●家，学校，友人となど同じように吃る ●特に興奮時や速く話すとき	●話しことばの主要な部分	●吃音者であると思っている ●自由に話す ●非常に困難な瞬間には，吃音を意識し，「ボクハ話セナイ！」等と表明することあり
第3層	●回避以外の症状が出そろう ●緊張性にふるえが加わる ●解除反応延期助走を巧みに使う ●語の置換	●慢性的	●いくつかの特定の場面が特に困難でそれを自覚している	●困難な語音がある ●語の置換をする ●予期の自覚が生ずることあり	●吃音を自覚し，欠点・問題として把握する ●吃音時に，憤り，いら立ち，嫌悪感，フラストレーション ●恐れ，困惑（−）
第4層	●繰り返しや引き伸ばしは減る ●回避が加わる ●解除反応助走延期回避を十分発展させる	●慢性的	●困難な場面への持続的なはっきりした予期 ●種々の特定の場面，聴手に特に困難	●種々の特定の音・語が特に困難	●深刻な個人的問題とみなす ●強い情緒性反応 ●特定場面の回避 ●恐れ・困惑

図4　進展段階（吃音検査法試案）

3.4. 非流暢性を理解する要因，吃音の促進要因，軽減要因

　総合評価の最後は，子どもの非流暢性を理解する要因，吃音の促進要因について，さらに，促進要因の解決のためにプラスとなる要因，軽減要因を子どもと環境側の双方から，推測，整理する．

　Rustinら[18]は，子どもの非流暢性を理解する要因として，生理学的要因，言語学的要因，社会文化的あるいは，環境的要因，心理学的／感情的要因の4要因に分け，両親との面接，子どもの評価，相互交渉の評価において，一貫して情報聴取，評価を行う．Rustinらの評価項目の具体例を以下にあげる．

　生理学的要因　家族歴，発達歴，一般的健康，神経学的兆候，注意障害，運動協調，運動発達，知覚の問題，発話運動過程，生育歴

　言語学的要因　理解言語，表出言語，語の想起，音韻，話速度，2ヵ国語，言語発達，非流暢性への反応，非流暢性の開始，非流暢性の性質，自覚

　環境的／社会文化的要因　からかい，幼稚園／学校，両親の期待，言語環境，コミュニケーション環境，育て方，管理，食習慣，睡眠の習慣，家族の状況，兄弟姉妹

心理学的／感情的要因 夫婦関係，養育者の変化，死別，離別，性格：母親・父親・子ども，報酬，両親の生い立ち

Rileyら[19]は，3-11歳54名（男46名，女8名）の吃音児の観察と標準化された各テストを用いて，診断と治療のための枠組みのモデルを作成した．神経学的構成要因として，注意障害，聴覚的プロセスの障害，文形成の障害，口腔運動の障害，子どもの構成要因として，高い自己要求水準，操作的な（両親の注目を得て，両親を操作しようとする）吃音，対人的構成要因として阻害的なコミュニケーション環境，非現実的な両親の期待，吃音への両親の異常なニードがあげられている．

Petersら[20]は，素因的，発達的，環境的要因をあげている．素因的要因として，遺伝，知能，学業，言語発達，知覚－運動協調（聴覚中枢のプロセシング，右半球のプロセシング，反応時間，流暢な発話の音響学的研究）における正常児者との差，発達的要因として，身体的発達，認知，社会情緒，言語発達，環境的要因として，両親，言語発達環境，出来事をあげている．

実際の臨床においては，観察で得た知見や面接で得た情報から，当の子どもとその環境についての特徴や問題点を推測，整理し，治療方策に役立てる．

4. 治療的アプローチ

前項で述べた如く，吃音への反応，自覚，吃症状特徴を軸とした吃音の進展段階を主要な根拠として，治療方策を決定する．どの進展段階にあっても，より基本的な方策から考慮することを意図して，図5に階段として示した．階段の下方は，より基本的な方策を示す．左側に治療方策を適応する根拠，右側に治療方策を示した．各治療方策の具体例は表4に示した．

4.1. 環境調整およびコミュニケーション場面の設定

吃音が慢性化しておらず，良悪の波があり，変動性がある段階では，環境調整および家族と子ども，言語士と子どものコミュニケーション場面を設定する．

子どもの吃音への自覚が明確でない時は特に重要な方策である．具体的には，以下の2つの過程が主である．

1) 両親との面接による話し合いおよび情報提供

子どもの吃音，関連する特徴，生活，両親および兄弟姉妹，祖父母，幼稚園，保育園の先生その他周囲の状況について，両親と言語士が話しつつ，子どもについての理解を深める．

毎回，簡単な記録を家庭でつけてきてもらい，吃音が生起しやすい場面，条件，波の観察を手始めに話し合う．本書プロローグで述べたとおり，両親との面接における話題は，多方

[適応の根拠] [治療方策]

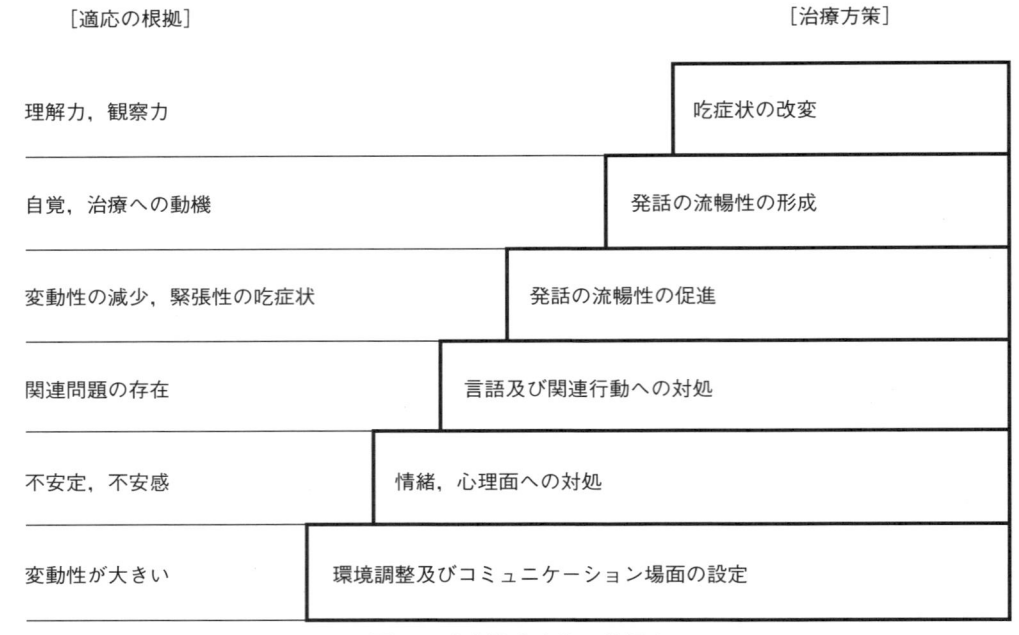

適応の根拠	治療方策
理解力，観察力	吃症状の改変
自覚，治療への動機	発話の流暢性の形成
変動性の減少，緊張性の吃症状	発話の流暢性の促進
関連問題の存在	言語及び関連行動への対処
不安定，不安感	情緒，心理面への対処
変動性が大きい	環境調整及びコミュニケーション場面の設定

図5　吃音治療方策の枠組み

表4　吃音治療方策の具体例

治療方策	具体例
環境調整	話し合い（吃音および日常的コミュニケーション，生活上の出来事についての簡単な記録） 情報の提供 コミュニケーション場面の設定とビデオ，オーディオ記録による観察と話し合い 吃音，言語，コミュニケーション，養育，教育環境等の調整
情緒，心理面への対処	幼児，学童：遊戯場面の設定，等 学童，青年，成人，家族：話し合い，カウンセリング，等
言語および関連行動（問題）への対処	言語理解，表出面の力の確認と向上，言語発達の遅れへの対処 構音，会話明瞭度，等，構音障害への対処 学習力，学習障害，等への対処 対人関係，不登校等，適応問題への対処
発話の流暢性の促進	速度緩和，斉唱，斉読，反復，分節化，リズムの安定化，等

面にわたる．必要に応じて，情報提供を行ったり，より具体的に客観的にするために，質問をしたり，理解が得られると判断した場合は，助言指導をしたり，結論の出せない事柄については，情緒表出や洞察への過程を重視して，カウンセリングを行う．

両親への助言指導の具体的ポイントを表5に示す．吃音児の両親は，子どもについて積極的に語る．ある時は慈しみのことば，ある時は困惑のことばとなる．言語士はいずれも受け入れることにより，面接を心おきなく子どもの問題を披瀝できる場とする．両親から出される問題は親と子の特徴を捉えて対応しなければならない．養育上のトラブルが出された時，親の気持ちを受け止めながらも子どもの代弁者となるべき時もある．言語士自身の人生観や価値観にふれなければならない場合もある．

2） 家族および言語士との遊びを主としたコミュニケーション場面の設定と観察

両親との面接による話し合いおよび情報提供では，両親との面接，話し合いが主となるので，「わかった」と思っていたことが「わかっていなかった」り，「わかっているのだができない」ことが生じる．実際に両親（時に兄弟姉妹も参加）および言語士とのコミュニケーション場面を設定し，観察し，実行を続けることにより，両親と言語士が子どもについて，よりよく理解し，対応できる機会が増加する．クリニックでは，子どもの自発的な活動，発話が現われる遊びを中心とした場面を設定する．母または父と子，両親と子，言語士と母または父と子，言語士と子，兄弟姉妹を含む場合もある，時に兄弟姉妹と当の子のみ等，目的により，場面を設定する[21,22]．VTR またはオーディオ録音により吃症状および非流暢性が生起した場面，興奮，あせり等，吃症状および非流暢性が生起しやすい場面，全体的なコミュニ

表5 両親への助言指導

1. 成熟を待つ．吃症状は，全体的発達とともに変化する側面があるので，成長を待つ．
2. 吃症状の波に一喜一憂せず，波を観察し，可能なら対策を講ずる．
3. コミュニケーション上，吃症状を生起する可能性のある条件（コミュニケーション上のストレス）を減少させる．良い聴き手──注目，受容，時間的に切迫した雰囲気を作らない，ペースを合わせる（発話速度，文の長さ，複雑さ，活動の速さ），質問をできる限り控える，話を強制，誘導しない．
4. 対人的，場面的に，吃症状を生起する可能性のある条件（対人的，場面的ストレス）を減少させる．子どもの特徴，性質をつかみ，受け入れる．やや養育基準を甘く，干渉を減らす（養育態度の観察）．
5. 疲労，興奮を避ける．子どもがリラックスでき，見通しが持てる安定した日常生活，静かな時間を確保する．
6. 吃音についての意識の進展，否定的な感情の進展を防ぐ．悩みが生じたら，気持ちを受け入れ，見通しが持てるまで配慮する．
7. コミュニケーションおよび対人的ストレスに抗することのできる基礎的な力──精神的，身体的健康，理解力，自信，情緒的安定──を築く．

両親も担当者も共通に認識しておくこと．
かけがえのない個別性を持った親子である．
人間的な成長への信頼を持つこと．

表6 コミュニケーション場面における観察，評価の観点

1. 子どものコミュニケーション態度の観察，評価
   相手に注意を向ける，話を聴くことができる，発話意欲の高さ（低さ），相手へのはたらきかけ，質問応答における態度，緊張，感情表出が豊か（乏しい，抑制的等），発話，流暢性への意識の高さ
2. 両親のコミュニケーション態度の観察，評価
   子どもの状態や活動への注目，理解，共感：
   子どものことばに耳を傾ける前に，位置，活動，その時何に関心をもっているか，どんな気持ちか等，理解把握しているか，子どもを見ているか
   活動に対して，静観するか，協力するか，介助するか
   聴く：
   最後まで聴くか，アイコンタクトや表情，落ち着き等の一般的態度や雰囲気
   話す：
   現前に展開している事態について，表現するか（パラレルトーク），しないか
   活動や子どもの発話に受容的，承認的か，批判的か
   返事をするか，内容を理解していること，気持ちを理解していることを表現しているか，共感的か
   話し掛けのタイミングが適切か，妨害（ことばを重ねたり，途中で遮ること）がないか
   話し掛けのレベル（長さ，難しさ，語彙）や発話量，速さが適切か
   子どもの発話がわかりにくかった場合，どのようにしているか，聞き返し

ケーション行動，態度の特徴を両親（母親が多い）と観察する．表6にコミュニケーション場面における観察評価の観点について記す．これらの項目と吃生起について，具体的な資料を積んでいくことが必要である．

　ことばの発達が未熟であったり，遅れがある場合，子どものことばの状態に対して，周囲の認識が不十分で，話し掛けや活動の速さが子どものペースと合わない．話し掛けの文が長すぎたり，複雑であったり，使用されている語彙のレベルが高すぎる場合もある．養育態度や養育方針，両親の個性その他の要因が関連する場合がある．乳幼児期，2歳台など幼い時期は，子どもの条件を考慮しつつ話し掛けていたのが，日常的な会話がある程度可能になると親の個性的な対応が全面に出て，子どもの状態やレベルと合わせることができない場合等がある．子どもへの返事が不十分のため，子どもに語の繰り返しが増加したり，声の強さが増すことがある．ことばが遅いことを認識していても，伸ばそうとの意欲や焦りから，先導が多くなったり，必要以上に質問が多いなど子どもに負荷が掛かっている可能性がある．

　発話の速さが吃音にとって重要な意味があることについては指摘されてきた[23,24]．発達による変化の他に，語や文の長さ，心理面，聴き手の条件等種々の条件により影響を受ける．速さが負荷になり，吃音が誘発される，あるいは，速さを緩和することで，吃音を緩和，減少することは，吃音の進展段階を通して，治療の主要な方策である．家族と子どものコミュニケーションの分析，特に母と子の発話の速さの研究は多い[25,26]．母親の発話速度を緩和することが子どもの吃症状の減少につながるとの特定の結論はでていない．しかし，臨床的には，両親をはじめ，家族の発話の速さと子どもの速さのバランスを治療方針として取り上げるケースは少なくない．その際，両親の非言語的な活動の速さと合わせて観察する必要があ

る．ひいては，両親の性格や日常生活の状況，子どもへの養育態度や構えなど，言語以外の側面からも観察，評価することが必要である．

　筆者の幼児との臨床場面での発話速度は幅はあるが，平均1秒あたり4モーラとの結果もある[27]．早坂，千本[28]は一卵性双生児の不一致症例を対象として，D-Cモデル（要求－許容性モデル）をもとに分析して，母子間のスピーチの速度と長さの差が小さい程，子どもに負担がかかっていないとし，幼児期にはゆっくりとした単純な話し掛けをする努力が必要であることを示唆した．

　コミュニケーション機能と非流暢性の生起を視点とすることで，子どもと両親についての理解が深まることがある．たとえば，質問への応答，報告，伝達意志の有無，聞き返し，返事の有無などと非流暢性の生起をみる[29]．ことばの発達の未熟や構音障害，速さ，リズムの不安定などにより，ことばが不明瞭なため，適切な反応を返すことができず，子どもが何回も語や文を繰り返したり，吃が生起する誘因になることがある．三谷[30]は，そのような場面を特定して分析し，治療方策を提言している．菅野[11]は発達の遅れを伴う吃音児の発話特徴の分析において，知見の一つとして，中止／言い直しを含む文に吃症状が高いことを記している．Levelt[31]は，スピーチにおける自己修正を三相に分けている．第一の相は自身のスピーチをモニターし，困難が察知されたことばの流れを中断する．第二の相は，ためらい，間，特に「エート，アノ」など挿入語を含む文を編集する語を使用する．第三の相は，修正を適正にする．元の発話と修正の間には構造的関係があり，自己修正は話し手が内部あるいは表面に現われた発話を分析（parsing）することに基づいているとしている．自己修正という観点から幼児の吃症状をみることもケースによっては有益である．

4.2. 情緒・心理面へのアプローチ

　環境調整およびコミュニケーション場面の設定の開始に際して，子どもおよび両親の情緒・心理面での安定，言語士との信頼関係が基本的に必要であるが，継続する過程で，子どもおよび両親の情緒・心理面での不安定，不安などが強いことが判明した場合，言語士の可能な範囲で，遊戯場面の設定，カウンセリングなどにより，心理面の理解，安定を図る．言語士としては，対応できないと判断した場合は，適切な専門機関を紹介する．

4.3. 言語および関連行動，関連問題へのアプローチ

　言語の内容面の指導，構音障害の指導等がある．
　言語の内容面の指導としては，幼児期は，遊びを中心としたコミュニケーション場面において，言語発達の促進を考慮して，話し掛けや発話のフィードバックを行う．また，遊びや活動内容に遅れや偏り，注意持続に問題があれば，通常の遊びにおける子どもの自発性を主としたかかわりに加えて，遊具や道具の操作や構成の援助，介助を行う．言語性と動作性の

発達の特徴，生活自律，情緒・社会性等の発達等の特徴により，はたらきかけの方針を変更する場合もある．

構音障害との合併は，臨床的には，種々の場合があり，対応が異なる．

- 構音障害のため会話明瞭度が悪くなり，周囲からの聞き返し，ことばの妨害，誤解等が多く，吃音の促進要因にもなっている可能性がある．構音の誤りを子どもも自覚しており，治したいと考えている．このような場合は，構音障害の治療を行うことが，吃音の軽減にもつながる[32]．
- 構音障害の治療を行う必要があるが，吃症状が重く，構音指導ができない場合がある．まず，吃症状の軽減を目標にアプローチする．
- 構音障害の治療を行っているうちに，吃症状が出現してくる場合がある．構音障害の治療方法を吃音が生起しにくいように工夫したり（斉読，斉唱を増やす等），時間的に短縮したり，一時，中止することも考える．

4.4. 流暢性促進へのアプローチ

症状が慢性化し，ことばが出にくい状態がみられる場合，楽な発話を経験させる技法の実施および場面構成をする．直接的治療に切り替える適応として，Conture[7]は，緊張性の症状が25%以上アイコンタクトが悪くなることをあげている．筆者は，速度を緩める，リズムを安定させる，やわらかい声の産生等により，症状を緩和させることを目標とし，速度緩和，復唱（子どもが音声模倣する），反復（言語士が子どもの発話を繰り返す），斉唱（読），リズムの安定化，分節化などの技法を用いる．吃音への自覚が乏しくても実施でき，その活動自体が子どもに意味があり，楽しく集中できることが望ましい．はじめは技法を用い，慣れたら技法を消去して，自然な発話を促す等の手続き，言語の単位（語，文，文章），様式（発話，絵刺激，文字刺激），単語，文，文章の長さや構造などの課題の特徴を考慮しつつ実施する．

具体例を表7にまとめる．

4.5. 幼児吃音の終了時期の実際

表8は，筆者の一人が，1979–1997年に担当した吃音児者の来院状況を年齢別，性別にまとめたものである．年齢は，2歳4ヵ月から，61歳3ヵ月の広範囲に渡り，40歳台になると来院者が大幅に減少している．吃音の発症率を反映し，男性が女性の約3倍を占めた．知的障害，学習障害，神経学的障害，精神医学的障害を合併するケースも含めた．幼児の来院が最も多く，全体の44.0%，ついで，成人が36.8%，学童が19.2%となっている．幼児2歳台の来院24名に対し，3歳台は56名，4歳台62名，5歳台57名，6歳台44名と3歳台から多くなっている．

これらの幼児の臨床は，どのような経過をたどったのか？ 臨床の開始時期，面接回数，終

表 7　流暢性促進の活動例

1. 視覚的にゆっくり移動する物（玩具，ペープサート等）に合わせて発話する．あるいは，聴覚的に速度を調節できる物（メトロノーム，手拍子，たいこなど）に合わせて発話する．この時，言語士がことばでゆっくり反復することで，さらに確実にゆっくり発話が可能となる[33]．慣れてきたら，視覚的，聴覚的な対象を消去しても，ゆっくり発話できるよう試みる（速度緩和）．さらに，「○ちゃんがまねしてね（復唱），「先生があとから言うね」（反復），「いっしょに言おう」斉唱（読）などの設定で楽な発話を経験する．このような活動を通じて，リズムの安定化を図る．

   - 子どもの好きな食物，動物や虫，魚の名，スポーツ選手の名前など，言語士と交替に列挙する．
   - しりとり，ことばさがし（例：「"あ"のつくものを考えよう」など）
   - なぞなぞやクイズを出し，単語レベルで答えさせる（言語の単位：単語，様式：発話）．
   - 絵本の中から，語頭音の目標を選んで，呼称する．「この絵の中から，/～/のつくものを探そう」（絵本『あいうえおってなにぬねの』[34]はこの目的に適している）
   - 好きな絵カード（動物，食物，道具など）を選び，交替に呼称する（言語の単位：単語，様式：絵刺激）．
   - 文字のパターンがわかる子どもに絵単語と文字単語の対応をし，読む．
   - しりとりカードの呼称をしながら並べる（言語の単位：単語，様式：文字刺激）．
   - 交替でなぞなぞやクイズを出す．
   - 質問応答を交替で行う（言語の単位：文，様式：発話）．
   - 文レベルで表現する絵刺激をみて発話する（言語の単位：文，様式：絵刺激）．

2. 文章レベルでの自発話が可能であれば，自発話を分節化して，速度緩和をしたり，間を経験する．子どもの発話を分節毎に反復しつつ言語士が書く活動をすることで自然に間を経験することができる．慣れると反復なしでも速度緩和やリズムの安定した自発話を実施しやすくなる．

   - 「お話ししてくれるのを書くからね」と言って，子どもに系列絵やマンガの説明をしてもらい，分節毎に言語士が反復し，子どもはその先を発話する（言語の単位：文章，様式：絵刺激）．
   - 「お話ししてくれるのを書くからね」と言って，子どもにあるテーマ（出来事や日常の体験等）で話してもらい，分節毎に言語士が反復し，子どもはその先を発話する（言語の単位：文章，様式：発話）．

了時期を紹介する[36]．

　対象は表8のうち，知能が正常範囲と推測され，著しい身体障害がない幼児を無作為に選び，吃音検査法（試案）[4]による初診時の非流暢性頻度を検討した2～6歳32名（男18，女14名）で各年齢2歳台7名，3歳8名，4歳6名，5歳6名，6歳5名である．各ケースの治療の開始，終了の時期および終了の仕方を図6に示す．終了時の言語症状が「良好」（音節の繰り返し，引き伸ばし，阻止等，吃音に特徴的な言語症状が「稀」「たまに」）は32名中18名（56.3％），「ほぼ良好」（吃音に特徴的な言語症状が「時々」）は，6名（18.8％）であった．症状が継続したまま終了が2名，言語士の方針にもかかわらず，ケース側から終了した者は5名（15.6％）であった．原則として，経過が良ければ仮の修了をし，6ヵ月後追跡面接を行い，変動性の状態，吃音の重さに対する評価，吃音に対する態度等を含め，修了を決定した．

　治療は，環境調整，遊びを中心をした両親および言語士とのコミュニケーション場面の設定から開始した．流暢性促進訓練等，直接的言語治療まで行ったのは4名であった．面接は原則として，月1回，経過が良ければ，間隔をあけていった．面接期間は1～2年（8名），2～3年（7名），面接回数は15回以下が多い．2～4歳台で来院したケースはほぼ就学前で，5

表 8　来院状況[35)]

対象者	性別		年齢別		男	女	合併症状
幼児	243	男	199	2歳台 24	17	7	精神遅滞
	(44.0%)	女	44	3　56	42	14	ダウン症
				4　62	52	10	学習障害
				5　57	49	8	失語症
				6　44	39	5	脳性麻痺
学童	106	男	76	7–9　71	54	17	てんかん
	(19.2%)	女	30	10–12　35	22	13	代謝障害
中高生	203	男	138	13–15　35	24	11	筋萎縮
成人	(36.8%)	女	65	16–18　31	13	18	精神病
				19–22　55	42	13	その他
				23–29　49	32	17	
				30–　24	19	5	
				40–　7	6	1	
				50–　1	1	0	
				60–　1	1	0	
計	552	男	413 (74.8%)				
		女	139 (25.2%)				

1979–1997 年
（　）は総人数に対する割合

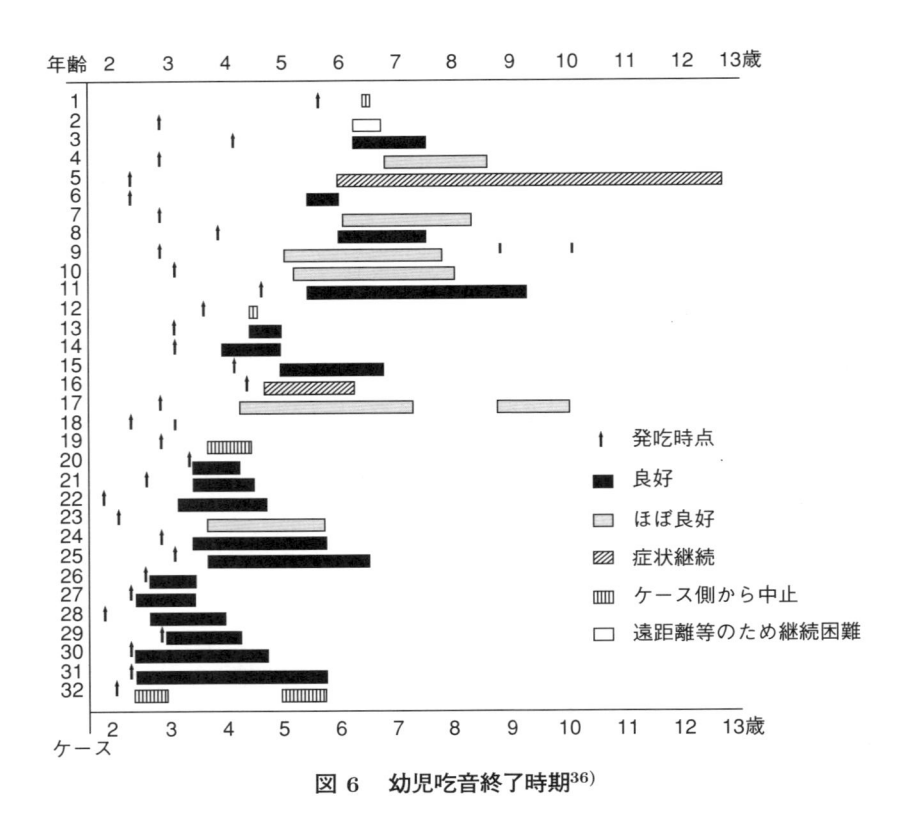

図 6　幼児吃音終了時期[36)]

凡例：
↑ 発吃時点
■ 良好
▨ ほぼ良好
▨ 症状継続
▥ ケース側から中止
□ 遠距離等のため継続困難

〜6歳台来院ではほぼ小学3年には終了している．

5．幼児吃音一例の経過

症例は男児T．初診時5歳2ヵ月．発吃は4歳7ヵ月で直後悪化したが2ヵ月後には軽減，その後消失したが5歳1ヵ月頃再発し，相談に来所した．以後1ヵ月に1回程度，子どもの遊戯場面の設定とともに両親指導を行った．吃音は，初診後6ヵ月から軽減がみられ，その後何度かの波を見たが，1年4ヵ月後には消失した．

Tの言語発達は遅く，3歳児健診で1年位遅いといわれた．このため地元の幼児のことばの教室に通った．性格は，やや神経質で気が散りやすい，ふざけもみられる．動作は鈍い．家族は，父母姉妹と母方祖母，本人の6人．両親の養育態度は要求水準がやや高い．父親は，「男の子はこうあるべき」という気持ちが強く厳しく対応しており，母親も，祖母に介護が必要なため子ども達とゆっくり接するゆとりがない，Tに対しては姉や妹に対するほど自然に対応できない等の気持ちを持っていた．両親は，来所には熱心，報告も積極的で，また吃音の特徴，変動性，ことばの発達等の情報の受け入れも良かった．PIQとVIQに大きな差のある知能検査（WPPSI）の結果をもとにTの発達の特徴を考慮すること，発達を年齢で捉えないように心掛けること，Tの性格を環境との相互作用で考えてみること等の助言を受け入れ，洞察もなされた．両親の要求水準が変化し，父親が積極的にTにかかわり遊び相手をし，母親も子ども達とたっぷり遊んだ，十分楽しめたという実感を持つようになった頃から，Tの吃音は変化し，軽減し始めた．この経過を以下にまとめた．

なお，来所にあたっての紹介者からの勧めがあり，小児精神科を受診し，ここでも3ヵ月に1回の割合で養育の相談を行っている．言語士と精神科医からの助言が同一方向を示していたことも両親指導に効果があった大きな要因であろう．

5.1．初診時の評価

face 事項

氏名：T（男）．初診時年齢：5歳2ヵ月．家族構成：父37歳，会社員．母37歳，主婦．姉6歳，保育園．妹3歳，保育園．母方祖母78歳．主訴：どもる．吃音以外の関連障害：言語発達遅滞．近親中の類同疾患なし，ただし，妹は後にサ行構音障害のため構音訓練を行った．

1） 生育史，吃音歴，現症に関する情報

生育史の特記事項　出産：満期正常分娩，体重3,060g．栄養：混合，哺乳良，離乳順調．既往歴：なし．

発達面：定頸3ヵ月，始歩1歳3ヵ月，排泄自立3歳．言語発達：始語，二語文開始時期不

明，3歳児健診で1年位の遅れを指摘される．相談，集団生活歴：3歳児健診後（3歳4ヵ月～）1年間，2週に1回地元の幼児の言語教室に通う．3歳9ヵ月A保育園入園，転居に伴い4歳11ヵ月B保育園に転園．性質：気が散りやすい，反面凝り性でもある．怒りっぽい，乱暴．神経質．社会性：人見知りあり，友達とのかかわりが下手．家以外ではふざける．幼い印象がある．小さい頃，抱かれ下手．環境面：父の勤務地の米国で出生，2歳10ヵ月で帰国．

家族の性格：父，堅い，厳しい面がある．母，気が強い，まじめな人．両親ともTの育児に自信を失いかけてしまったこともある．姉，明るい．Tは姉に頭があがらない．妹，気が強い，わがまま，Tへの競争心がある．姉妹とも発達順調．

吃音歴 発吃：4歳7ヵ月，姉の名の語頭音を3回位繰り返した．だんだん悪くなり，初めの音が出にくくなり力んだり息を飲み込んだり肩に力が入ったりした．音が出ない時にはおどけたりした．発吃の原因として母は，2ヵ月前に保育園で危険な行動をして強く叱られた後登園を嫌うようになっていたこと，さらに転居のための退園により吃音が一時消失したので，担任の厳しさが吃音に影響していると考えていた．この間相談機関は訪れていない．この吃症状は，前記のように4歳10ヵ月頃から軽減，消失に至った．5歳1ヵ月で再発．語頭音の繰り返しで始まり，約1ヵ月後の初診までの間にはことばが出なくなり，顔をしかめたり全身の力を込めて話すこともあるようになった．吃音の自覚はないようだが，ことば数が少なくなったり，バナナと言いたい時に「黄色の何だっけ」と言い換えたりもある．

周囲の対応：最初の発吃から，育児書等で得た知識をもとに話し方への注意は一切せず待つようにしている．ことばの助け船を出すこともある，助けるとTは「それ」と言う．初診日の吃音は，前日より良い状態とのこと．

2） 関連領域検査結果

1. 知能検査：WPPSI ① CA 5歳3ヵ月，VIQ 66，PIQ 107，全IQ 83．プロフィールは言語性検査：下位検査間の評価点に差なし，動作性検査：迷路，動物の家で高い．絵画完成，幾何図形，積木模様で低い．② CA 6歳9ヵ月，VIQ 66，PIQ 117，全IQ 88．プロフィールは言語性検査：算数で低い，動作性検査：前回低かった3項目で上昇．
2. 絵画語い発達検査：CA 5歳7ヵ月，語彙年齢4歳5ヵ月．評価点6．
3. 構音検査：CA 5歳3ヵ月．子音はすべて獲得されている．発語の不明瞭（−）．
4. ITPA：CA 6歳10ヵ月，PLA 5歳10ヵ月．プロフィールは各能力ともに聴覚−音声回路に比べ，視覚−運動回路が優位性を示している．

3） 検査観察のまとめ

基礎関連行動

1. コミュニケーション態度：母子分離可能．課題に応じるが，チンチン等のことばでふざけることも多い．緊張している様子はない．
2. 言語行動：発話は三語文が中心，表出語彙乏しい，助詞の使用少ない，言語発達の遅

側面＼ランク	1	2	3	4	5	6	7	備考
吃音頻度（％）	なし ごくまれ 0〜	たまに 5〜	時々 15〜	ほぼ単文毎 以上30〜	2文節に1回以上50〜	ほぼ文節毎以上100〜	2文節に3回以上150〜	
持続時間	ほとんど 1/2秒以下	〜1/2秒〜	〜1	〜2	〜3	〜4	〜5〜	
緊張性	なし ごくまれ	たまに	〜1/5〜	〜1/3〜	〜1/2〜	〜2/3〜	ほとんど全部	程度：軽い 中位 強い
随伴症状	なし ごくまれ	たまに	時々	ほぼ単文毎以上	2文節に1回以上	ほぼ文節毎以上	2文節に3回以上	
工夫	なし ごくまれ	たまに	時々	ほぼ単文毎以上	2文節に1回以上	ほぼ文節毎以上	2文節に3回以上	解除 延回 助走 期避
情緒性反応	なし ごくまれ	たまに	時々	ほぼ単文毎以上	2文節に1回以上	ほぼ文節毎以上	2文節に3回以上	

―――― 初診時
……… 終了時

図7　重症度プロフィール

れあり．構音は明瞭．言語理解面も遅れが推測される．
3. 非言語行動：指しゃぶり，ふざけたり，全体に幼い印象が強い．

吃症状の評価・まとめ

1. 吃症状頻度：（吃音検査法，非流暢性総頻度）29.0％（31/107文節）
2. 吃症状特徴
   a) 言語症状（多いものから3位）①間，②強勢，③音・音節の繰り返し等
   b) 随伴症状：あり，渋面
   c) 工夫：あり，言い換え
   d) 情緒性反応：なし
   e) 吃音が生起する場，単語では語頭，文では第2文節の語頭に多い．
   f) 困難な音，特定できず，多岐にわたる．

4）総合評価

1. 鑑別診断：吃音，言語発達遅滞
2. 重症度プロフィール（図7）
3. 進展段階（1層〜2層）随伴症状が見られるが，ことばの困難についての自覚はない．
4. 原因，促進要因：①言語発達の遅れ，②情緒面，社会面にも幼さがある，③養育上の要求水準が高い，④両親とも多忙で，ゆっくりとTの遊び相手になることが少ない，⑤年齢差の少ない姉と妹の間で圧力を受けている，⑥同年齢の子どもとうまく遊べない．軽減要因：①両親がこれを機に，子どもに注目し良い方向に行く方策を求めている．②環境面で改善の余地を残している．③言語発達の変化が期待できる．
5. 方策：①Tの発達上の特徴を捉えて行動特徴，性質等を理解し，受け入れる．②①をもとに養育上の要求水準を下げる．③発達促進を考えながら言語面，情緒面，社会性の成熟を待つ．④両親がTにかかわる時間を多く持つ．⑤吃音の良い波，悪い波を観察し，各々の背景となっている事柄，状況を見つける．⑥コミュニケーション内容の

レベルを容易なものにする.

5.2. 経過

吃音が消失したと思える6歳10ヵ月までの16回の面接の時期と吃音の波を図8に示した. 言語士の面接は1ヵ月に1回, 1回60～90分の個別面接である. 4, 9, 10回目のTとの遊戯は他の言語士に依頼した. 父親の参加は1, 5回目である.

1) 非流暢性の推移

初診時, 前記参照, なお母からこの2～3日は力を抜いてきたがそれまで全身に力を込めて話していたと報告あり. 2回目は家では吃音のない日もあったということであるが, 頻度は少ないものの, 語頭音の繰り返し, 強勢とともに「おおあおぞら（お空と言うつもり）」のような表現もみられた. 3～4回目にはスピーチの速度がゆっくりになった印象があり, さらに語頭のカ行音タ行音がハ行音に置換されている. これは家族で関西方面に旅行したおりに気づいた, 旅行中は元気がなく会話も少なかったとのこと. 言語士からは, 疲労も悪化要因の一つと伝える. 4回目には面接時にはみられないが, 家でははじめの音がでなくて足踏みする随伴が観察されている. この頃保育園では発話意欲が増しているといわれた. 5回目では, 前記カ行タ行音のハ行音への置換は減少したが, 語句の繰り返しが出現し, さらにその語頭は省略されていることが多い. 例：「パイいっぱいこぼした」「コジャナイらっこじゃない」両親にはこれも吃症状の一つと説明し, 頻度は増しているが吃音の単位が大きくなっていることは良い徴候かもしれないと話す. 6回目は夏休み明けであったが, 前回の症状は全くみられず, 7回目も同様. 8, 9回でふたたび単語の繰り返しがわずかに認められた. この頃は母に内緒で玩具を買ってしまったので, 叱責を受けている. その後は面接場面では吃症状は認められなくなったが, 母の報告では, 冬休みに1～2日どもっていた, 保育園でトラブルがあった後, 一週間位出だしで息を飲む状態があった. 就学前後も流暢性は保たれていたが, 14回目に母は, 時々一呼吸してから話し始めると報告, しかしそれ以後悪化の様子はなく, 吃音は改善した.

2) T－言語士の経過

1, 2回目はTのふざけが多い. カードを散らしたり, わざと転んでみたり, 汚いことばを使ったり, 叱られないので楽しく続けている. 3回目はふざけは減少, 4回は男性の言語士とプレイ. はじめはなじまぬ様子だったが後半は大声を出して楽しむ. 5回は姉妹も来所, プレイルームでは姉にリードされている. 6, 7回は積み上げた玩具を息吹きで倒す遊びに熱中, 8回目は母におねだりをしたが聞き入れられず不機嫌. ジャンケンにわざと負けてもらいやっと機嫌を直すという幼さをみせる. 9, 10回は他の言語士とプレイ. 初対面では照れるが誘導されて活発に. 遊びの切りあげが難しい. 13～15回来科に拒否的, しかし提示され

図 8 面接と吃音の波

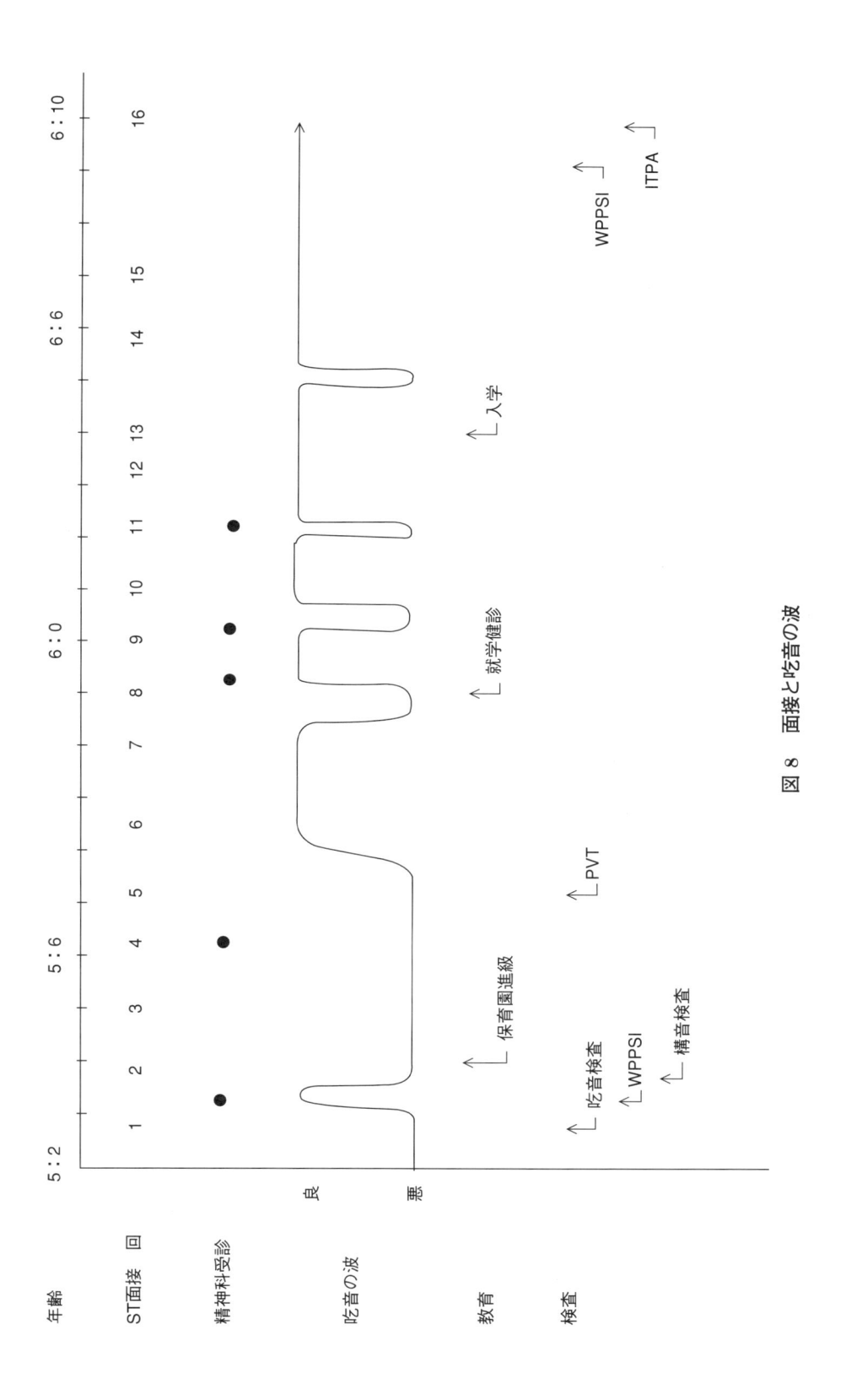

た遊びが気に入れば，ふざけたり機嫌が良くなる．遊戯の誘導に問題があったかもしれないが，全般に自分から遊びをみつけようとしない．Tが解放された気持ちになれたかは疑問あり，反省するところである．

3） T―両親の経過

特別な遊戯場面は設けなかった．言語士が観察したことと母からの報告を併せて記載する．2回目，父がTと接する時間を作る努力をし，入浴を共にし始め，Tも父になついてきた．面談中Tは母のひざにのり玩具を買うおねだりをしている．母は子どもとゆっくりする時間がとれないと．4回目には，母がひざにのせてTVを観たりしている．就寝時も寝るまでここに居るから心配しなくてよいと言ってやるようにした．プール教室でTが母に手を振り返したりわざわざ母の所まで来て手を振る様子を見て母は嬉しかったとTを見守る姿勢がみえる．また，家族全員で美術館の親子教室で，粘土や水彩遊びをし，母は心から楽しむことができたと報告．この頃吃音頻度高くなっているが，母はTとのふれあいを楽しんでいる．6回目は夏休みの楽しい体験をたくさんした，父とはプールに行き泳げるようになり自信がつく．7回目には運動会でのTの活躍を見て両親は満足だったと報告した．この頃までにTへの肯定的見方が増えている．この後，吃音が落ち着き，悪い波も短期で終わるようになったので安心したのか，また他児との比較や両親の願望が多く語られるようになってきた．

4） 両親―言語士の経過

初回，母は吃音の要因の多くを保育園に関することと考えていた．しかし全般的な環境改善の提案は受け入れた．また，最近叱らないよう努めたらTが「ママ怒らないでね」と言った，怒られないと思う時しか自分の気持ちを伝えられないT，この子は叱られた時姉や妹のようにうまくかわせていなかったのだと気づいたと語る．一方父は男の子はしっかり育てなくてはと思っていたと語る．しかし現実のTは父の男の子のイメージとは違った姿のようである．そこで子どもとじっくりつきあい子どもの個性，特徴を見極めていこうと提案する．2回目，前回の提案を受け入れて父はTと接する時間を作る努力をし入浴を共にし，Tも父になじむようになった．エレクトーンを入手し姉が習いたいというので，自信をつけるためにTにも習わせようかと思うと．これには，本人の興味や意欲が出るまで待つことを提案．4回目は子ども達との時間を母も心から楽しめた．これまで子どもがすべきことには親が手を出さない主義だったと母は語る．見守る姿勢も大切だが，子どもの発達に手助けは必要，特にTのように発達のバランスに偏りのある子どもには大切なこととコメント．こういう話題には，小児精神科医の勧めで受けた知能検査（WPPSI）の結果が役立った．この後父が泳ぎを教えたり家族揃っての遊びが実行されるようになる．6回目，夏休み後半から吃音が改善し，おしゃべりも増した．良い波の背景は何かとたずねると，保育園の登園人数が少なくのんびりしていた，水泳や他の運動面で本人に自信がついた，昨夏に比べ家族で楽しく過ごす時間がたっぷりあったこと等があげられた．7回目は家族と遊ぶより，少し前からできるように

なった友達遊び中心に変えた方が良いのではないかと母の質問が出る．言語士からは家族との遊びに飽きればTの気持ちは自然に友達中心に向いていくだろう，「先取り」せず，機の熟するのを待つことを提案．この「先取り」は13回目のサッカーチーム参加のおりにもみられた．入会したら全くの初心者はTのみ，力量の差は歴然としているので辛いだろうと思い，いつでもやめてもよいと言ったとのこと．Tは力の差を感じてやめたいと思っているのだろうかと問うとT自身は楽しいらしいという母の答だった．友達遊びは10回目に友達の範囲が広がったという報告になるが同時に他児は上手に駆け引きしているがTは上手く振る舞えないこともみえてしまうと．12回目では卒園式を終え，他児に比べ精神年齢が低いのではということばが出てくる．就学への不安もある．ふたたびTの力には偏りがあることの確認が必要であった．この頃からは，吃音に悪い波があっても両親は吃音への不安はなく短い期間で乗り越えている．就学後の13回からは学力，学校適応の話題が中心であった．

5.3. まとめ

　発吃後一度改善し再発したケースである．しかし今回の経過をみると先の改善とみられた期間は良い波が長く続いたのかもしれない，あるいは今回も自然改善の要素があったのかもしれない．だが，今回は専門機関を訪れたことで，両親が子どもとの関係（他の同胞も含め）を見直し過度に期待せず，発達上の特徴を受けとめ，手助けをしながら成熟を待つ姿勢を示すという子どもにとって少しでも居心地の良い環境づくりを目指した．これ等は吃音の改善を早め再発を防ぐ一助になったと考えてよいだろう．

　Tの臨床上の特徴は，①発吃年齢が遅いが言語発達のレベルからは吃音の好発段階であろう，②吃症状は短期間にさまざまに変化した，③吃音の波は，環境変化・疲労・トラブル等背景となる条件に対応している．④言語発達の遅れがあるが，いわゆる精神発達遅滞に伴うことばの遅れではなく知能検査では動作性知能には遅れはなく言語性知能にのみ顕著な遅れがみられるケースである．言語表出面も経過の中でゆっくりだが変化し実用性は高くなっている．⑤情緒面・社会性にも幼い面が目立つが同年齢の子どもと遊べるようになった．⑥両親が本児の発達上の特徴をとらえ理解する努力をした．⑦両親の対応で，行動面，情緒面の変化がみられた等である．

　なお，本児は吃音の問題が一応解決した後も学習能力や学校適応の問題があり面接は継続しているが，吃音の話題がでることはない．

6. 課題と展望

　本書プロローグで述べたとおり，予測の研究，非流暢性を理解する要因，促進要因と軽減要因について，具体的な資料を収集する必要がある．家族および言語士とのコミュニケーショ

ン場面において，吃音の軽減のためにどのような対応が適切なのか，具体的，縦断的な研究が必要である．そして，何よりも，吃音が社会的ハンデイキャップにつながらないあり方を社会の側と個人の側の双方の対応において考え続けることが肝要である．

引用文献

[1] Andrews G, Craig A, Feyer A, Hoddinott S, Howie P, & Neilson M: Stuttering: A review of research findings and theories circa 1982. *Journal of Speech and Hearing Disorders* 48: 226–246, 1983.

[2] Andrews G & Harris M: The syndrome of stuttering. *Clinics in Developmental Medicine* (No.17) London, Heinemann, 1964.

[3] Yairi E, Ambrose N, Paden EP, Throneburg R: Predictive factors of persistence and recovery: Pathways of childhood stuttering. *Journal of Communication Disorders* 29: 51–77, 1996.

[4] 赤星 俊, 小澤恵美, 国島喜久夫, 鈴木夏枝, 土井 明, 府川昭世, 森山晴之：吃音検査法〈試案〉について. 音声言語医学 22, 1981.

[5] Ingham JC & Riley G: Guidelines for documentation of treatment efficacy for young children who stutter. *Journal of Speech and Hearing Research* 41: 753–770, 1998.

[6] Darley FL, Spriesterbach DC: Diagnostic Methods in Speech Pathology (2nd Ed). New York, Harper & Row, 1978. (笹沼澄子, 船山美奈子監訳：言語病理学診断法（改訂第2版），協同医書出版, 1982.)

[7] Conture EG: Stuttering. Prentice-Hall, Englewood Cliffs, New Jersy, 1990.

[8] Yaruss JS: Utterance timing and childhood stuttering. *Journal of Fluency Disorder* 22: 263–286, 1997.

[9] Adams MR: The young stutterer: Diagnosis, treatment and assessment of progress. *Seminars in Speech, Language and Hearing* 1: 289–299, 1980.

[10] Van Riper C: The Nature of Stuttering. Englewood Cliffs, Prentice-Hall, 1973.

[11] 菅野倫子：吃音児1例の発話特徴の分析――発話構文と吃症状の関連を中心として――. 19期生臨床研究報告集, 国立身体障害者リハビリテーションセンター学院, 30–38, 1999.

[12] 若葉陽子：早発性吃音児の言語発達と言語能力. 音声言語医学 37: 443–454, 1996.

[13] 大橋佳子, 小澤恵美：3-6歳吃音児の発話非流暢性と文の生成との関係. 音声言語医学 33: 89, 1992.

[14] Yaruss JS, Conture EG: Stuttering and phonological disorders in children: examination of the Covert Repair Hypothesis. *Journal of Speech and Hearing Research* 39: 349–364, 1996.

[15] 小林宏明, 早坂菊子, 中西靖子：発吃1年未満の音韻障害を併せ持つ吃音幼児の特徴――発話分析および発達スクリーニング検査の結果をもとに――. 音声言語医学 38: 273–280, 1997.

[16] Riley GD: A Stuttering Severity Instrument for children and adults. *Journal of Speech, Hearing Disorders* 37: 314–322, 1972.

[17] Peters HFM & Starkweather CW: Development of stuttering throughout life. *Journal of fluency Disorders* 303–321, 1989.

[18] Rustin L, Botterill W, Kelman E: Assessment and Therapy for Young Dysfluent Children: Family interaction. London. Whurr publishers, 1997.

[19] Riley GD & Riley J: Component model for diagnosing children who stutter. *Journal of Fluency Disorders* 4: 279–293, 1979.

[20] Peters TJ & Guitar B: Stuttering: An Integrated Approach to its Nature and Treatment. Williams and Wilkins, 1991.
[21] 山本えり奈：吃音幼児家族間コミュニケーションと吃音生起の特徴. 17期生臨床研究報告集, 国立身体障害者リハビリテーションセンター学院, 1997.
[22] 柴田亜矢子：吃音幼児に対する家族間コミュニケーションの1考察. 18期生臨床研究報告集, 国立身体障害者リハビリテーションセンター学院, 78–85, 1998.
[23] Amster BJ & Starkweather CW: Articulatory rate, stuttering and speech motor control. in Peters HFM, Hulstijn（eds）: *Speech Motor Dynamics in Stuttering* pp.317–328, Springer-Verlag/Wien, 1987.
[24] Starkweather CW: Fluency and stuttering. Prentice-Hall, Englewood Cliffs, New Jersey, 1987.
[25] Nippold MA, Rudzinski M: Parents' speech and children's stuttering: A critique of the literature. *Journal of Speech and Hearing Research* 38: 978–989, 1995.
[26] Yaruss JS: Utterance length, syntactic complexity, and childhood stuttering. *Journal of Speech, Language, and Hearing Research* 42: 329–344, 1999.
[27] 見上昌睦：吃音児の発話の音響分析による検討――基本周波数と時間的調節パターンに関する吃音児と非吃音児及び自発発話時と復唱時との比較――. 金沢大学大学院教育学修士論文抄録, 1993.
[28] 早坂菊子, 千本恵子：吃音におけるD-Cモデルからの検討――一卵性双生児不一致の症例――. 音声言語医学 38: 182–189, 1997.
[29] 小澤恵美, 滝 瑞江：吃音幼児母子コミュニケーションの分析. 音声言語医学 25: 224–232, 1984.
[30] 三谷尚子：吃音幼児一症例の了解困難な発話に対する聞き手の応答の分析. 19期生臨床研究報告集, 国立身体障害者リハビリテーションセンター学院, 163–170, 1999.
[31] Levelt WJM: Monitoring and self-repair in speech. Cognition, 14: 41–104, 1983.
[32] 久保田功, 楠本季佐子：吃音と機能性構音障害を併せ持つ1小児に対する言語指導. 聴能言語学研究 15: 150, 1998.
[33] 村上敦子：学童期吃音児の一訓練場面における流暢性促進訓練の効果について. 17期生臨床研究報告集, 国立身体障害者リハビリテーションセンター学院, 1997.
[34] 久保たかし：あいうえおってなにぬねの. 大日本絵画, 1981.
[35] 小澤恵美：吃音（言語聴覚部門）. 国立身体障害者リハビリテーションセンター創立20周年記念誌, 1999.
[36] 小澤恵美：吃音終了時期の実際. 聴能言語学研究 14: 203–205, 1997.

第3章

学齢期吃音児の治療教育

● 大橋　佳子

1. はじめに

　吃音の発症は幼児期にほぼ限られており，2～3歳代が最も多い．この年齢は言語の発達が最も著しい時期であり，それ以前の1語発話から2・3語発話へ，さらには多語文使用へと，子どもは育児者との相互交渉の中で試行錯誤を繰り返しながら，内容・形式面においても機能面においても発話能力を急速に伸ばしていく．近年 "Developmental stuttering（発達期吃音）" という用語をよく目にするようになった．あえて "発達期" という呼び方をするのは，われわれが，通常，吃音と呼ぶものは脳損傷に起因する症候性吃音（Acquired stuttering）とは明確に区別される障害であり，ことばの発達過程で生じるという特徴をもつ，すなわち小児期に発症するものであることをはっきりさせておきたいためであろう．

　本章で取り扱う学齢期の吃音も，発症は就学前であり，それがずっと続いているということになる．就学期に吃音がはじまる例は2・3歳代についで多いといわれてきたが，確証に乏しい．学校生活の開始により生活環境はたしかに一変する．それが子どもにとって多かれ少なかれストレスの原因になるには違いないが，近年の重要な研究を踏まえると，それは吃音の悪化要因となりえても，吃音発症の原因として働く可能性は考えにくい．あとでみるように発話の流暢性は就学年齢の6歳頃には基本的な発達を完了し，獲得されるからである．しかも一旦獲得した言語機能は流暢性も含めて脳損傷など余程のことがない限り容易に崩壊しない堅固さを有し，通常，生涯にわたって維持される．就学を機に吃音がはじまったとする例も全くないわけではない．しかし，そうした例もよく調べてみると，吃音傾向は早くからあり，それが入学後に何らかの誘因により悪化し表面化した例であることが多い．

　学齢期吃音児の治療教育について包括的な議論を展開し，具体的な方策を述べるのは困難である．年齢は6歳～15歳と幅が広く，精神的にも肉体的にも著しく変化する時期に相当し，個人差も大きい．たとえば，小学校低学年の子どもたちは無邪気に行動し，さまざまな経験をとおして自分の世界を外へ向かって拡げていく．一方，思春期の子どもの場合，多感

で心が内に向かい，自己の内的世界に関心を抱くようになる．事あるごとに自分をみつめては問い直し，理想と現実の狭間で揺れ思い悩むことが多い．この時期はそうした心性を反映し，吃音は内攻化する．吃音は単にコミュニケーション上の問題にとどまらず人生観や生き方の問題にまで発展する兆しをみせ，他者の計り知れないところで悩みは深刻さを増す．吃音の進展段階からすれば，第4段階に該当する．中学生の吃音の問題解決に関しては青年期からの吃音問題を扱う場合とほぼ同様に，クライアントと指導者とが対話中心の比較的長い道のりを共に歩むことになるため，別途議論するのが望ましい．本書ではそれが割愛されたため，中学生の吃音の治療教育についてはShapiroの著書[1,2]を参考にしていただきたい．したがって，本章では小学生の吃音，進展的には，第2段階から第3段階（移行期ないし中間期）の問題を取り上げる．まず，問題の記述と構造，アセスメント，治療の理論的背景について論述し，次に治療法について長期にわたって指導を試みた1治癒例に基づいて，できるだけ詳しく具体的に述べようと思う．

2. 問題の基本的構造

　吃音は単にことばが普通になめらかに話せないという機能面の障害だけでなく，コミュニケーションや社会的適応に少なからず影響を及ぼす障害として，問題を多元的にとらえることが必要である．Yarussは吃音問題の発生過程と基本的構造を，国際障害分類の「障害」の概念と定義にならい，吃音成人をモデルとして概念図（図1）で示し，吃音者個人の抱える問題の記述，アセスメント，治療，治療効果の検討は，言語治療にかかわる専門家の共通理解をもとに，このような統一的な枠組みで行うのが望ましいと述べている[3]．

　学齢期の吃音問題も大なり小なり基本的にはこれと同じ構造をもつものと考えられる．したがって，問題を構成する個々の要素を見きわめ，それらの有機的関連を探ることが吃音児を理解し治療教育を行う上で大切であり，問題解決への第一歩となる．

2.1. 機能障害

　流暢に話すことを妨げる何らかの原因が存在し，それが必然的に機能障害を生む．個人差は大きいものの，「ことばの教室」に通級する吃音児の症状は，低学年児といえどもすでに重くなっている場合が少なくない．ことばの出だしの音を力を込めて一度に数回繰り返したり，引き伸ばしたり，ことばを無理に出そうとして口元をゆがめたり，手足を振ったりというような随伴運動も加わり，吃音症状が目立つことが多い．なお，図1では，吃音に伴って生じる情緒面や行動面の問題も機能障害の領域に含まれているが，それらは本来二次的に発生したものであるにもかかわらず，吃音がある程度進展した段階ではむしろ一次性障害としての性質を帯びるようになり，機能レベルの障害として作用すると考えられている．

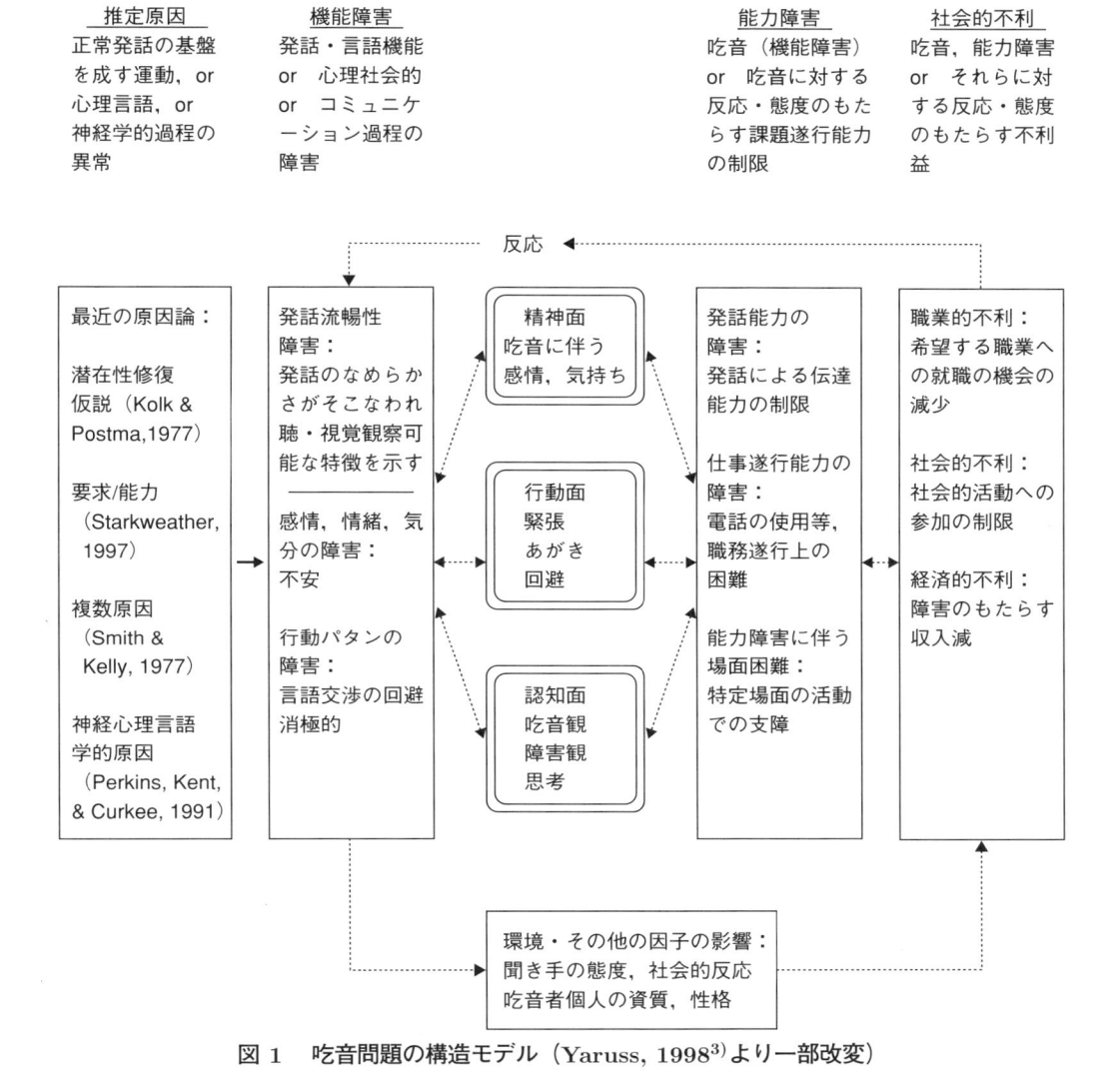

図1　吃音問題の構造モデル（Yaruss, 1998[3]）より一部改変）

2.2. 能力障害

　機能障害の程度と能力障害のそれは必ずしも一致するわけではない．つまり，吃音症状が重ければ重いほど，コミュニケーション能力の障害も重度であるとは限らないのである．特に小学低・中学年では，吃音が相当現れても，あるいは吃音を笑われたり，からかわれたりして多少いやな思いをすることがあっても，それに臆せず自由に話す子が多い．このような状態でいる限り，吃音のコミュニケーション能力への影響はさして深刻でないかもしれない．ところが，小学生も高学年にもなれば，様子は微妙に変化し，それまでの幼さや無邪気さは薄れる．学級仲間の思惑や自分の格好をしきりに気にし，人間関係に敏感になる．吃音のこ

とを不自由と感じるだけでなく，恥ずかしい，みっともない，できることなら隠しておきたいとさえ思う．このように吃音に対してネガティヴな気持ちを抱き，人前で話すのを極力避けるようになるのは，ちょうどこの頃である．授業中に指名され，問題の答を言わなければならないような時，答がわかっていても「わかりません」などと言ったりする．また，教科書の朗読や口頭発表をひんぱんに求められる授業科目，たとえば国語や社会科，が嫌いになり，不得手な科目になることも稀ではない．そうした授業のある日は，朝からあるいは前の晩から憂うつな気分になり，胸のつかえを感じることがある．吃音に対する不安や予期反応のあらわれである．このように吃音は勉学意欲や学力にまで影響を及ぼす．とはいえ，この段階では一般に吃音はまだそれほど内攻化していない．休み時間や仲間うちでは授業中の消極的な態度とはうって変わって，活発に話している様子がみられることがある．ことばを話すのが元来好きであり，吃音を心配しなくてもよい場面では積極的に話したいのだということが，このような様子から読み取れる．発話を避け黙していることにより情緒的安定性が得られ，それに依存していられるうちは，それですむのかもしれないが，本当は話したいのにどもるから話したくないのであればそこに自ずから精神的葛藤が生じ，欲求不満におちいるであろう．本人の吃音に対する気持ち，コミュニケーション，学習態度や学力，心のうち，周囲の者の吃音への反応を含む環境条件など，吃音が学校生活や能力発揮にどのような影響を及ぼしているかについて教師の洞察力が必要とされる．

2.3. 社会的不利

　能力障害はそのまま社会的不利につながる．上述のような理由により発話能力が制限されると，実力はともすれば正当に評価されなくなる．それは教科学習をはじめ学校での種々の活動への参加や役割分担，仲間づくりなどに不利に働き，学級での存在感や位置にもマイナスの影響を及ぼすことになる．本人もまた自分に対する周囲の評価に影響され自己の能力を過小評価し，自信を失う．学校生活はもはや楽しいものではなくなってしまうことになる．このように話しことばによるコミュニケーションは社会的適応にとっても重要な役割を果たしており，吃音は本人だけではなく，まわりの者をも巻き込み，人を深く悩ます問題を生む．

　このように，吃音はいくつかの異なる次元で生じる種々の問題の相互作用から形成される複雑な問題体系をはらむダイナミックな障害である．治療教育を必要とする子どものニーズに応えるためには，各次元の問題にそれぞれ対処しなければならないのはもちろんのことであるが，ある次元の問題への治療アプローチが別の次元の問題の改善につながり，全体的に望ましい効果をもたらす可能性があるため，問題の多層構造に注目し，どの次元の問題から手がけるかを決めるのも，吃音児の治療教育にかかわる専門家の主要な課題となっている．

3. 治療の理論的背景

　吃音は常に一定の状態を保つ静的な現象ではなく，発話過程で生じるダイナミックな障害である．ある時は音を繰り返したり引き伸ばしたりするかと思えば，ある時はすらすらと楽に言えたりするというように吃音の現れ方はめまぐるしく変化する．吃音が起こるのは繰り返しなどの症状をもつためではなく，複雑で多元的でダイナミックな発話過程が吃音を生むような相互作用をする時，それが現れるのである[4]．そう考えれば，謎とされている吃音の変動性も少しは理解できそうな気がする．問題は発話過程のどのレベルでどのような因子が作用すると非流暢になるのか，非流暢性にかかわる種々の変数を明らかにし，それら変数の相互関係について検討を加えることである．最近の研究で注目されるのは，吃音生起にかかわる言語学的因子と発話運動因子の相互依存性を探り，その生物学的基礎を明らかにした上で，治療理論を組み立てようとする動きである．

3.1. 発話運動コントロール機能の発達

　ことばの生成には多くの異なる神経系が相互作用的に働くことは明白な事実である．それらの神経系は柔軟で相互に関係しながら並行的に働いている．神経系の力動的モデルにおいて，発話のようにパターン化された出力のもつ特徴は入力特徴と必ずしも同形ではない．吃音を生む働きをする因子は，非流暢性タイプ，たとえば語の部分の繰り返しやブロックとは似ていないであろう．吃音は高度に非線形の障害なのである[5]．ということは，一つのダイナミックなシステムの一構成要素にごく小さな変化が生じても，出力パターンに大きな変化がもたらされる可能性があることを意味している．では，流暢性における出力の変化は発話システムのどの部分が変われば起こるのか，その点を明らかにすることを目的として，Smithらは発話運動コントロール機能を取り上げ一連の研究を行った．

1） Smithらの研究

　発話運動は一種の熟練運動であり，その運動様式は健常成人話者では安定している．たとえば，成人被験者に同じ句ないし短文を数回繰り返し発話させ，その発話運動を波形で表すと，発話試行回数に対応する数本の運動波形はおおむね一本の波形に収束する．このように熟練した運動はある一定の形を保っているため，いわば一つの鋳型にきちんと納まる，つまり定型化しているのである．したがって，ある運動が同一の鋳型の中にいつもうまく納まるかどうかをみれば，その運動の熟達度がわかるといえる．そこで，Smithらは発話時の下口唇の変位の測定値からSTI（Spatiotemporal Index，空間時間的指数）を算出し，それを発話運動の定型化と安定性を測る尺度とした．STIが大である時，発話運動連続体は形が定まっ

ていなく，不安定で変動しやすいということになる．発話運動は安定性を欠いていれば少々の刺激で揺らぎ，そのパタンはくずれる．それがすなわち非流暢性であると考えて，3つの条件を設定し実験を行った．

(1) 発話速度

①非吃音成人の場合，通常の速さとそれよりも速い速度の発話で，STI差は認められなかったが，速度の遅い発話では，STIは上昇した．このような結果から，本人の習慣的な速さよりもゆっくり話すと，発話運動の安定性はむしろ損なわれることが判明した．②吃音成人の場合，通常の速さとそれよりも速い速度の発話で，STIはともに大きかった．一方，遅い速度の発話でSTIはやや減少した．発話速度における変化は吃音と非吃音との間にこのように異なる結果をもたらすことが明らかにされた．吃音者では，普通の速さで話す時の発話運動も不安定である可能性は高いといえる．

(2) 年齢

STIは子どもの成長・発達に伴い小さくなる傾向が示された．4歳児のSTIは，7歳児や成人のそれよりも有意に大きく，7歳児と成人のSTIとの間に有意差はなかった．これにより，発話運動連続遂行様式は4歳児では一定ではなく変動性があり，7歳児ではまだ大人のような安定性は身についておらず発達途上にあることが分かる．年齢に伴うこのような変化は神経回路網の可塑性との関連で説明できよう．すなわち，可塑性は末梢器官や中枢組織に生じる種々の変化に対応して調節的な働きをする．反面，変化に対する抵抗力が弱く，動揺をもたらすという性質をもつ．一般に幼児の発話は年長児よりも非流暢傾向を示すのは，一つにはこのような理由によると考えられる．

(3) 言語記号化過程と発話運動過程の相互依存性

言語記号化過程で特に統語的複雑さは発話運動の遂行に少なからず影響を及ぼすことが考えられる．ターゲット語句を埋め込んだ統語的複雑さの異なる4種の文の発話時のSTIとターゲット語句のみの発話時のSTI（ベースライン値）とを比較した．その結果，5歳健常児と20歳代前半の健常者の2群とも複文にターゲット語句を埋め込んだ文の発話において，STIは上昇した．それが統語的複雑さによるものなのか，あるいは文の長さによるものなのか，この実験では4つの埋め込み文のすべてにおいてSTIはベースライン値よりも上昇したため，今のところ明確でない．しかし，統語や発話運動企画が発話運動と密接なつながりをもつことが窺えただけでも意義は大きいといえる．

このSmithらの研究のほかに，子どもの発話運動機能の発達に関する新しい知見は見あたらない．Oller and MacNeilageは，正常な構音運動を妨げる刺激物に対する構音時の適応的補完運動は4歳児よりも8歳児の方がすぐれていることを実験により検証した[6]．これは，幼児よりも年長児の方が発話上のマイナス条件から受ける影響は小さく，そうした条件をコントロールする能力も備わっていることを示唆するものである．筆者が別の論文ですでに取り上げたいくつかの研究結果をまとめると，基本的な発話運動コントロール機能は，6〜8歳児で一応獲得されていると考えられる[7]．Alfonsoは，成人吃音者の構音動態の観測から，吃音

者の発話運動システムは流暢発話においても正常な働きをしていなく，発達的に未熟な段階にとどまっていることを発見した．また，非流暢発話では，通常，熟練運動の学習過程の比較的未熟な段階で観察される安定性に欠ける運動調節様式と類似の運動調節を行う傾向が認められたと報告しており，治療の枠組みを考える上で参考になりそうな結論が導かれている[8]．ともあれ，発話運動技術の獲得と安定性にかかわる言語学的，認知的，生理的，心理社会的背景因子についてもっと多くのことを知りたいものである．

3.2. PET 画像法による発話時の脳活動の観察

　吃音の環境からの被影響性の強さを考慮に入れてもなお吃音は神経系の機能障害に起因する可能性の方が強いとする見方は，現在欧米の吃音研究者の間で最も支持されている．吃音者の発話時の神経活動や喉頭機能を観測するために，今までは EEG や EGG が用いられてきたが，最近は発話時の脳内活動をより直接的に観察できる PET（陽電子放射断層撮影）が用いられるようになった．ただしこの方法は非侵襲的とはいえ放射性同位元素を脳血管に注入して行うため，子どもに用いるわけにはいかない[9,10]．したがって，以下に引用する代表的研究の対象はいずれも 30 歳前後の右利きの男性である．

　Fox や Ingham らは吃音者の文章の単独朗読時の吃音生起時の神経系の活動は非吃音者の単独朗読時のそれとは次の諸点で大いに異なることを発見した．①大脳皮質と小脳の運動系の広範で過度な活動，②大脳運動系における右半球優位性，③聴覚系の正常な働きの低下，④左半球前頭葉（ブロードマン 47 野）と側頭葉（同 22 野）をつなぐ発話生成に関与する神経回路網の活動低下．非吃音者では，単独朗読時と斉読（課題の朗読録音テープを聴きながら同時に読む）時の脳活動の間に差異はほとんど認められなかったが，吃音者では朗読条件による差は著しかった．すなわち，斉読では吃音は全く起こらず，非吃音者との差は縮まった．単独音読時に補足運動野，運動前野上部，島に認められた異常活動はなくなり，運動系の右半球一側性は減少ないし左一側性へと変わった．斉読の効果はこのように運動系に最も顕著に表れ，吃音時に特徴的に観察された異常性は減少したのである．しかしながら，小脳の劇的ともいえる過剰な活動は斉読時にも相変わらず認められた．これはおそらく流暢発話においても，吃音者は発話運動遂行に多大な努力を払う傾向があるためと解釈されている．一方，閉眼安静時の脳血流量から，発話していない時の吃音者の脳活動は正常であることが分かった[11-13]．

　ほかにも同様な報告があり，興味が惹かれる．たとえば，想起発話や与えられた動詞を用いて文を生成している時の脳の血流は，非吃音者で一貫して左半球に限局され活発になったのに対して，吃音者では両半球にまたがって賦活した．また，非吃音者とは異なる複数の部位の脳血流量の上昇または低下が観察された[14]．単語リストを音読する課題で，吃音者では主に右半球の側頭葉，運動野，前頭葉の特定の領域の活動が活発となった．さらに流暢性形成訓練を 3 週間受けたのち 2 週間以内に再度実験を行った結果，吃音が全く起こらなくても，

右半球が主に活動しており，左半球感覚運動皮質の活動もやや上昇していることが判明した．一方，黙読では，左右両半球の後頭葉と小脳，左半球運動野の活動はベースラインよりも著しく上昇した[15,16]．

このような方法で観察された吃音者に特徴的な脳活動は吃音の原因なのかあるいは結果なのか，吃音小児との比較検討が不可能なため，今のところは不明である．この点は今後吃音を特徴づけたり吃音の原因として作用する可能性のある神経活動の伝導路や回路網を組織的に追究し解明していく必要があろう．それにより，関連の神経回路網の働きをコントロールしたり修正したりすることのできる有効な手段が見つかるかもしれない．他方，発達途上の脳の可塑性と機能代償性，学習と優位性分化などの観点から，いろいろ考えをめぐらせるのも有意義であろう．笹沼の小児の後天性失語症例をとおして眺めた発達に伴う言語機能の大脳半球優位性の分化に関する考察によれば，生後2～3歳で左右差は著明ではないが，5～6歳でかなり左右の分化が明らかになっており，15～18歳で成人とほぼ同じような半球優位が確立される[17]．

3.3. 発話運動技術の学習と脳の可塑性

van Lieshoutらは吃音成人と非吃音成人の命名課題における上・下口唇運動の統合的EMGデータの比較検討から，吃音者は発話運動企画レベルに問題をもつとする主張には疑問を感じており，吃音は発話運動技術の拙さを補うために誤った運動ストラテジイを代償的に用いる結果生じると考える方が理解しやすいと述べている．発話運動技術の拙さの原因は明らかではないが，おそらく感覚－運動情報の統合処理に基づく運動調節機能の不調ないし未熟さに起因するものであろうと推論している[18,19]．代償的に行う不適切な運動調節の仕方の学習の積み重ね，それは中枢に普通とは異なる発話運動様式のネットワークを形成していくことにほかならないのである．吃音の子どもの場合，流暢と非流暢な発話は極めて対照的であるが，吃音成人の場合，それほど際立つ差異はない．なぜか，あわせて考えてみたい．

ここで代償機能の獲得という視点から口蓋裂児の構音学習に目を転じることにする．鼻咽腔閉鎖機能に障害のある言語習得期の口蓋裂児の場合，耳に入る他者のことばをモデルにして，正しい音を出そうと，その誤差の調節に努力する．その結果として，口蓋裂独特の異常構音が生まれるのである．いったん獲得してしまった異常構音は，ある時期を過ぎるとたとえ手術で正常な鼻咽腔閉鎖機能が得られても，正常な構音はなかなか獲得できない．言語中枢において発達期である幼年期を過ぎるといったん形成された（あるいは未熟なままにその時期を過ごした）ネットワークを書き替えることは極めて困難になるといえる．吃音も，脳機能画像による報告をもとに判断すると，発話様式を学習し獲得する段階での脳内過程のプログラムミスである可能性が高い．「通常われわれが行っている言語の表出と認知にかかわる脳機能局在間の相互作用は，このように発達期において多大な時間と試行錯誤とを通して行われる神経ネットワークの形成作業，すなわち脳の可塑性に強く依存しているものといえる．

（p.191）」[20] したがって，脳の可塑性が十分保たれているうちに，そのようなプログラムを正しいものに書き替える作業，すなわちことばの再学習を進めることが治療につながるのであり，それは臨床上当然目標とすべきことであろう．発達期の学習の脳機能に及ぼす影響力の強さと重要性があらためて認識させられる．

3.4. 発話運動技術の再学習と治療効果

　同一文章の朗読を数回繰り返し行っていると，同じ単語に吃音が起こる傾向がある（一貫性）．一方，全体の吃音頻度は次第に減る（適応効果）．これら2つの現象は一見矛盾しているようであるが，実はそうでない．適応効果が生じるのは発話運動の練習効果のあらわれであり，運動学習（motor learning）の結果とみなすべきである．また，一貫性があっても，その指数は次第に小さくなる傾向がみられることから，これも適応効果の影響と解釈される[21]．正常な発話運動の学習と学習効果に対する治療担当者の知識や洞察力の不足により，その重要性が考慮されないのは，治療を受ける者，特に子どもにとって Prins and Hubbard がいうように確かに不幸なことかもしれない[22]．しかしながら，数回の反復音読により得られた学習効果は一時的なものであり，吃音はやがて戻ってくる．新たに学習された流暢発話運動様式は長年学習が続けられた運動反応様式（非流暢性）と比べると，脆弱でマイナス条件から影響を蒙りやすいためである．年長児や成人で吃音が治りにくいのは，むしろ当然といえる．吃音の進行や軽減にかかわる運動学習効果とその包括的な神経モデルを発達させるには，運動遂行における小脳の役割を理解することが必要である[22]．随意運動技術の獲得と熟練にとって，小脳は主要な神経解剖学的基礎であることはすでに知られている．むろん小脳が運動学習を支える唯一の神経機構ではないが，発話時の脳活動に関する最近の研究では，運動学習に伴う小脳における神経回路網の形成と可塑性の役割が特に注目されている[9,21,23]．

　Conture は吃音の治療効果について，関連する最近の調査・研究報告の再検討に基づき，展望を述べている．それによると，治療を受けたことのある調査対象者（成人）の33%～90%以上，平均70%において吃音の改善がみられた．現在米国では吃音症状の改善をめざす方法が治療の主流となっており，治療効果をあげている．また，吃音者の回答を分析したところ，吃音の改善に伴ってコミュニケーション能力が向上し，それが社会的不利の軽減に結びついていることが判明した[24]．

　以上にみてきたような基礎的研究を土台に，吃音治療をデザインすることができよう．いまだ発達途上にある学齢児の吃音は正常な流暢性をあらためて学習することにより軽減され除去される可能性が大いにある．したがって，正常流暢性の獲得と自律を目標に発達方向を正す方法をとることが，機能障害レベルの問題解決のみならず，問題の能力障害や社会的不利への進展を予防するためにも必要である．いうまでもなく，吃音をとり除く方針で治療教育を行えばそれですむというわけではない．学校教育のかかげる本来の目標に向かって子どもが成長し発達を遂げていく中で，個々の吃音児に必要な特別指導は何かを問い，その内容

を決める過程で考慮すべき治療法の理論的枠組みについて筆者の考えを述べたまでである．

4. 問題のアセスメント

　吃音アセスメントの一般的手続きに関する説明は他の書物にゆだねることにし，ここでは，機能障害，能力障害，社会的ハンディキャップの各領域で個々の吃音児のもっている問題を明らかにし，それらを一つずつ丁寧に，その子どもの将来を考えて解決する方法を探していくのに必要な情報の収集の仕方について要点を述べる．ただしここで留意したい点は，子どもの状態を障害，不利という視点だけでなく肯定的な視点からもとらえておくことが問題解決に欠かせないという点である．

4.1. 発話サンプルの採集──機能面の問題をとらえるために──

　子どもとの相互交渉場面をビデオに撮り，録画を再生してトランスクリプトを作成し，必要部分を標本とする．

相互交渉場面
1. 子どもと指導者（自由会話，文章朗読など）
2. 子どもと母親（自由会話）
3. 子どもと教師（自由会話，文章朗読など）
4. 子どもと子ども（できれば学級集団での自由会話）

分析項目
1. 吃音のあらわれ方：頻度，タイプ，一貫性
2. 吃音重症度尺度（Stuttering Severity Instrument, SSI）（注．Riley の作成した尺度で国際的に広く用いられている．笹沼澄子（監修），伊藤元信（編）：成人のコミュニケーション障害．大修館，1998, p.114 に日本語訳の表が記載されている）
3. 吃音の生起条件：発話速度，平均発話長（MLU），文構造，音韻，語用論，場面，情緒，目的・機能，など

4.2. 面接法──能力障害，ハンディキャップ面の問題をとらえるために──

1) 母親との面接

　母親をはじめ家族がその子どもや吃音のことをどのような目でとらえ，受けとめ方をしてきたかを知るために，母親にたずねたいことがたくさんあるが，とりあえず次にあげる事柄について情報を得ておきたい．

1. 生育歴：特に，言語や構音の発達に遅れがあったかどうか．
2. 吃音の経過：親がその子の吃音に最初に気づいた時から現在に至るまでの吃音の現れ方や症状の変化と親の対応の仕方．本人や周囲の人々の吃音への反応，吃音の自覚の有無．
3. 幼稚園や学校での様子：友だちと一緒に仲良く遊べたか．登園，登校をしぶることがあったか．その理由は．学校が好きか，嫌いか．嫌いなら，その理由は．学校でことばのことで困っている様子があるかないか．吃音の現れ方に家庭と学校との間で差があるか．どのような場面で吃音が一時的に悪化するか．
4. 相談・治療歴：相談先でどう扱われ，どのような治療を受けたか，できるだけ具体的に．また，母親の目からみたその効果ついて．

母親から提供された情報をもとに，親の目に映る子どもの姿，吃音の持続要因，生活環境，両親の育児態度，期待感，要求水準，吃音に対する考え方などについて考察する．

2）子どもとの面接

　本人が吃音をどう受けとめているかを知るために，吃音の自覚の有無，自覚の内容，吃音に対する気持ちなどを中心に質問を展開する．初回面接時に子どもを質問攻めにすることは禁物である．まずプレイルームに子どもを誘い入れ，自由に遊ばせる．指導者は子どもの相手をつとめながらいろいろ話しかける．子どもが打ち解けてきたところで，話題を日常生活に移し，学校から帰ってからいつも何をするのか，どんな遊びが好きなのか，誰と遊ぶのか，好きな授業科目，嫌いな授業科目，学級担任のこと，友達のこと，家族のことなどをさりげなくたずねるのがよい．子どもの受け答えの仕方や内容，吃音の現れ方，コミュニケーション態度についても観察を行う．頃合をみて，次にあげる諸点について少しずつ聞き出していく．子どもが答えやすいように，具体例をあげたり yes-no で答えられるようにしたり，質問の仕方を工夫する．ただし，吃音に対する自覚がほとんどない子や自覚があっても問題意識のない子に対しては，問題に直接触れる質問は避けるべきである．

(1) 口頭による質問
1. 学校で本読みや発表をする時，何か気になることがあるか．
2. 吃音のことを両親や担任に訴えたり，話したりすることができるか．
3. 吃音症状をどのようなことばで表現するか．たとえば，どもる，ことばが出にくい，すらすらと話せない，つかえる，苦しい，など．
4. 特定のことばが出にくいと思うか，ことばが思うように出ない時にはどうするのか，など．
5. 話しはじめる前に，どもりそうだと思うことがあるか．
6. 苦手な発話場面：苦手な場面から逃げ出したいと思うか．そのような場面はできるだけ避けるようにしているか．実際にどのようにして避けるのか．
7. 話し方をまねされたり，笑われたり，からかわれたりすることがあるか．誰がそれを

するのか．それに対して，どんな気持ちがするか，またどうするのか．
8. 吃音に伴う感情：いらいらする，怒りたくなる，恥ずかしい，みっともない，嫌だと思う，など．
9. 吃音に対する両親や学級担任の態度：なぐさめる，かばう，何も言わない，話題にすることを避けようとする，困ったような顔をする，心配そうな顔をする，目をそらすなど，親や担任の接し方に対する本人の感想．

(2) 質問紙法

　学齢期吃音児の臨床においては，すでに述べたように本人が吃音や発話そのものをどう受けとめているかを評価することが最も大事であるが，上述のような面接において自分の思いや感情を必ずしもことばでうまく言い表わせない．まして行動観察から必要な情報を得ることは困難である．そこで考えられるのは，コミュニケーションにかかわる自己の態度を質問紙を用いて評価するという方法である．中村・大橋は吃音小学生用コミュニケーション態度自己評価尺度を作成した．この尺度は自己評価が可能と思われる小学校3年生以上に用いることができる．質問項目は，①発話場面での反応に関する項目，②話し手としての自己評価に関する項目，③吃音症状の自覚に関する項目，④その他，の計44項目から構成した．質問文は小学3年生が読んで理解できる表現を用い，「どもり」，「どもる」という表現は避けた．本章の末尾に付録資料としてその質問紙を掲げる[25,26]．

3) 学級担任との面接

　吃音児の言語治療教育は教科学習指導をはじめとするさまざまな教育実践活動と関連させて行うことではじめて成果があげられる．それには学級担任の理解と協力が欠かせない．学校にいる時の本人の様子を知るために，教師からいろいろ話を聞く．また授業を参観し子どもを直接観察する機会もぜひもうけたいものである．

1. コミュニケーション態度：授業中に進んで発表，朗読をするか．どのような話し方をしているか．吃音はひんぱんに出るか．本人は吃音のことをどう思っているようであるか．学校での発話量や存在感，対人関係，児童たちの吃音（児）への反応について．
2. 吃音が学業や能力発揮を妨げているか：口頭表現力と書字表現力との落差が大きいか．発言や音読がひんぱんに求められる教科で成績がふるわなかったり，元気がなかったりするか．
3. からかいの問題：どのようなからかいがあるのか．誰がどのようにからかうのか，教師は実態をつかんでいるか．からかいに対する本人の反応．
4. 教師の吃音に対する見方：問題への認識，理解度，対応，学級の中での配慮の中身．

4.3. 評価・面接資料のまとめと指導の方針・方法の決定

アセスメント資料を次の手順で処理し，治療仮説を導く．それに基づき具体的方法について構想を練る．
1. 機能障害，能力障害，社会的不利の各領域において捉えた問題を，特にそれらの相互関連性を中心に整理し，問題構造の解明に努める．
2. どの進展段階にいるか．
3. 吃音の持続因子の検討：素因と環境，成熟・発達，情緒，性格など．
4. 問題解決にとって有利に働く条件：本人と本人をとりまく環境の両方に着目する．
5. 子ども，教師，両親に対して具体的にどのような指導を行うべきか．
6. 教師，両親への診断結果の報告，指導目標とその理由，方法に関する説明．

5. 治療教育

5.1. 目標の設定

吃音の問題構造の各障害レベルで子どもが抱える個々の問題の解決をめざして目標を設定し支援する．
1. 機能障害：発話流暢性の発達の正常化，獲得，自律性の確立
2. 能力障害：感情表出の社会化とコミュニケーション能力の発達
3. 社会的不利：環境の整備と学習活動への参加

5.2. 言語指導

1） 発話モデリングによる発話流暢性学習プログラム

原則として吃音症状への直接的な働きかけは行わない．指導対象の子どもから流暢発話を自然な形で引き出せるよう，場面や条件を設定する．たとえば，子どもの自主的な遊び場面で指導者は子どもに対してインリアル的にかかわる中で発話モデリングを行い，子どもの反応をみる．これは間接的に流暢発話を促す方法であり，年少児には効果的である．しかし学齢児は，すでに基本的な言語発達を遂げており，通常，自分なりのコミュニケーションスタイルができあがっているため，まわりの大人の話し方を自分の中へ取り込もうとする反応は少なくなっている．このような場合，間接的な発話モデリングは，子どもにとって自分の気持ちが相手に通じ受け入れられているという心理的効果はあるものの，流暢性を学習するという点ではあまり役に立たないようである[27]．むしろ，発話モデルを直接子どもに提示し，そ

れに従い発話させるという学習形式をとるほうが課題が明確になり効果的である．Gregoryのいう ERA-SM（Easy, Relaxed Approach with Smooth Movement）にならい，指導者はモデリングを行う時の発話の仕方を工夫する[28]．①正常な範囲内でゆっくり話し，音と音のわたりをなめらかに，語と語，句や文の間に適切な休止をおく．②発声発語器官の力を抜いて，声立て（voice onset）と構音接触（articulatory contact）を軽く行い，ことばを楽に出す．③やわらかな声を使う．

　学習への動機や意欲を高めるために，指導の形式も内容も子どもが好奇心や興味をそそられ，心から楽しめるものでなければならない．遊びの要素をとり入れたり本人の得意な教科を題材にしたりというように，さまざまな工夫をする必要がある．また，発話の長さ，統語，内容，場面の難易度を考慮に入れ，容易に取り組めるものから徐々に難しいものへと，学習が段階的に進むようプログラムを組む．こうした指導をとおして流暢性発達の正常化を指導者は積極的に図り，結果的に症状が消失するのを期待し待つのである．

2） 症状の軽減を直接はかる修正法

　吃音を苦痛に感じ，ことばがもっと楽に話せたらと願う子は決して少なくない．そうした子どもの気持ちを察し，どうすればことばがもう少し楽に出せるか，子どもと一緒にいろいろ試してみるのがよい．大事な点は，はじめから流暢に話せる方法を模索するのではなく，軽くどもる方法を見つけ，それを試した結果どうなるかを観察することである．要するに，適切なストラテジーを用いることにより発話運動技術を徐々に正そうとするのが修正法である．たとえば，variation や pull-out という方法がある．前者は吃音タイプを初期症状の音の軽い繰り返しへと段階的に変えていく方法であり，後者は出にくいことばの頭の音を力を抜いてそっとなめらかに出す方法である[29]．どのような方法を用いて練習するかは，子どもと共にいろいろ試験的に行ってから相談して決めるのがよいであろう．そうした話し合いは吃音を客観的に冷静に眺めることのできる態度を養うことにもつながる．吃音に対処する方法が身につけば，問題を乗り越えられるという自信もわき，吃音のもたらす不安や苦痛からやがて解放されることになろう．

3） 音読練習

　授業で国語の教科書などの朗読を指名されるのを恐れる吃音児は高学年になるにつれて多くなるため，音読練習はぜひとも行う必要があろう．音読時の流暢性を増す方法として，同時音読，シャドウスピーチ（影踏みまたは後追い音読）があげられるが，練習を重ねる中で，子どもの様子に応じていくつかのバリエーションを用いる．そのほか，読みながら書く，書きながら読むなどの方法が考えられる．

5.3. 感情表出とコミュニケーション能力

　話しことばだけが感情表現やコミュニケーションの手段ではなく，ましてその子の能力のあらわれでもない．得意なこと，夢中になれるもの（遊び，スポーツ，習いごと，特定の教科学習），家庭や学校や地域の行事など，子どもは日常のさまざまな活動の中で自分なりの自己表現を行い，まわりの人とかかわっている．大人は子どもの心の動きを敏感に捉え，子どもの思いに寄り添うように接していけば，そこに自ずから気持ちの通じ合いが生じ，基本的信頼関係，コミュニケーション関係が成立する．自分の関心や知識，感情を身近な大人と共有し安心して活動することで，子どもは本領を発揮し，いろいろな能力を伸ばしていけるのである．そのことがまた他者の気持ちの理解，自己の感情の適切な表現，ひいてはコミュニケーション能力の発達へとつながるであろう．

5.4. 環境整備と教育活動参加への支援

　障害をもつ子どもを取り巻く学級の雰囲気は，障害に対する教師の態度を映し出す鏡である．ゆえに，吃音児の治療教育の成否はひとえに学級担任の理解と協力，指導力の如何にかかっているといっても，決して過言ではない．治療の目標・内容とプログラム，具体的方法，子どもとの接し方，学級での配慮や児童指導などについて説明や意見交換を行う必要がある．定期的懇談，学級訪問，電話連絡，連絡ノートの活用などにより担任教師と密接なつながりを保つことが何よりも大切である．

　家庭との連携についても同様なことがいえる．母親（できれば両親）との定期的懇談，母親教室，電話・連絡ノート・日記の利用，親子合同ハイキング，合宿，リクリエーション会などの行事などが実行できれば，共感を抱く人々との触れ合いの輪が拡がり，理想的である．

6. 指導事例

　小学校在学中約6年にわたる言語治療を受け，当初の重度吃音が青年期に至るまでにほぼ完全に治癒した1事例を取り上げ，その指導過程について報告する．

6.1. 対象児

　A児（男児），インテーク時年齢6歳9ヵ月（小学1年），指導終了時年齢12歳3ヵ月（小学6年），指導期間約5年6ヵ月．

主訴 ことばの発達が遅れていたが，4歳頃から単語や助詞を軽く繰り返すようになった．小学校1年の夏休みに，急にひどくどもるようになった．

家族 父，母，本人，妹の4人，のちに弟誕生．

生育歴 本児を妊娠中の母親の健康状態は良好．満期正常分娩，生下時体重3,200g，首のすわり3ヵ月，這う10ヵ月，歩行開始1歳，既往症なし，聴力正常，右利き，始語1歳6ヵ月頃，2語文の初出2歳6ヵ月頃．吃音の家族歴はない．

発達相談歴 4歳時に父方の祖母の勧めで，ことばの発達の遅れについて，教育相談機関2個所に相談した．まだ幼いから様子をみるといわれ，両所とも1度だけの相談で終わった．吃音については，6歳8ヵ月時に別の所へ相談に行き，本学を紹介された．

インテークまでの吃音の経過 始語が1歳半と遅く，その後も片言が続いた．3歳から3年間保育所に通ったが，保母によると最初の2年間は保育所でことばを全然話さなかった．

- 3歳代後半：「犬ががが来た」のように，助詞や単語全体を軽く繰り返しながら話す傾向がみられた．
- 4歳代：助詞などの「つなぎのことば」を相変わらず繰り返して話していたため，祖母がふたたび心配しだした．母親は先の教育相談で「吃音ではない」といわれて安心していたせいか，当時の本児のことばの状態はほとんど覚えていない．
- 5歳3ヵ月：「だいぶどもってきたなあ」と父親が感想をもらした．母親も本児の吃音を気にしはじめた．「わわわらびががあった」のように語頭音も繰り返すようになった．
- 5歳7～8ヵ月：症状が一時消失した．しかし，保育所の保母は，「体で調子をつけたり，足で床をとんとん踏みながら話すが，気にするほどではない」と母親に語った．家庭でもそうした動作が時々みられたため，母親がA児に注意を与えた．
- 6歳3ヵ月：小学校入学．田舎の小規模校なので，雰囲気は家庭的で温かい．学級担任は母親に「少しどもるね．訓練学校へ行かなくてもいいの」とたずねた．
- 6歳6～7ヵ月：夏休み中に吃音が急に悪化した．つかえることが多く，その度に頭や頬を叩いたりして，苦しそうに話す．近所の大人や子どもたちがA児に向かって露骨に「どもり」と言う．A児はそう言われると不愉快な顔をして家の中へ入ってしまう．吃音の悪化の原因と考えられる点について，母親は次の3点をあげた．①近所に住む本児の従兄（中学1年生）が本児に何回も言い直しをさせた，②本児の嫌いなマラソンや勉強を無理強いした，③男の子だからと家庭で厳しく躾けてきた．
- 6歳9ヵ月：父母に連れられて当室に相談に来訪．

6.2. 来室当初の問題アセスメント

1) 機能障害領域

言語症状 インテーク時のA児の自由遊びにおける発話の録音からサンプルを採り，分析した．その結果，吃音総合生起頻度は67％で，語頭の努力性の繰り返しとブロックが顕著で

あった．j/r, ʧ/ts などの未熟構音が認められた．さらに吃音生起時に構音器官に過度の力が加わるため，構音は歪み，母親の通訳がないとA児が何を言っているのか分からない状態であった．母音，/k/，/t/は特に出にくいようであった．

随伴動作 頭を急激に後上方に動かす，腰かけている椅子からバネ仕掛けのように立ち上がり，そのはずみで声を出そうとする，口の構えのこわばり，目的音を押し出そうとして舌打ちなどをし，雑音を出す，が目立った．

情緒的反応 母親によれば，吃音をやや自覚しており，「お口の病気？」とたずねたことがあった．臨床場面では吃音の自覚を示唆するような反応は観察されなかった．発話量は少ないが，ひどくどもっていても自由に話し，回避反応は認められなかった．

2） 能力障害領域

読字・読書力 国語の教科書は一字ずつの拾い読み．本を読んだり，読んでもらうことには興味を示さない．読書内容がよく理解できないようであった．

コミュニケーション 語彙や表現力が乏しく，指導者にかなり慣れてきたにもかかわらず口数が少ない．指導者の話しかけに対して1語でわずかに答える程度である．「知らん」と答えることが多い．

性格 母親はA児の性格や行動について，短所として親に反抗的，動作が乱暴，落ち着きがなく非常にあきっぽい，勉強嫌い，臆病，怒りっぽい，を指摘し，長所として感受性が強く優しい面がある，無邪気，素朴，明るい，などをあげた．

学校での様子 学級担任によれば，落ち着きがなく，一学期は授業中にじっとしていられなく，席を離れて教室内をうろついた．行動は活発で，級友を泣かせることがある．勉強は苦手で，成績は学級で下位である．

3） 社会的不利領域

(1) 家庭環境

父親の養育態度 母親によると，父親は軽度難聴があり，人と会うことを避ける傾向がある．気短な面があり，母親に暴力をふるうことがある．A児の吃音は，両親が言い争いをし，父親が母親を階段から突き落とそうとしている場面をA児が目撃し，間に入って止めようとしたのがきっかけで始まった，と母親は思っている．父親は普段はA児を可愛がるが，A児が聞き分けの悪いときには体罰を与えることがある．

母親の性格 面接で受けた印象は，柔和で控えめであるが，芯はしっかりしている．知性があり理解力はすぐれているようであった．Y-G性格テスト結果はC型で，神経質．一般的活動性が比較的高得点であったが，問題となるほどではない．近くに住んでいる父方の祖母がうるさ型で，なにかにつけて干渉するため，母親との折り合いが悪い．これが家庭内に軋轢を生む原因となっているという．母親は自分の性格について，取り越し苦労をし，くよくよと考え込む傾向があると語った．

親子関係診断テスト結果（母親のみ）　消極的拒否と盲従型が準危険地帯であったが，他に問題は認められなかった．
(2)　学校環境

　Ａ児にとって学校生活自体がストレスの多いものであることは容易に想像されたが，学級担任は低学年児の扱いに慣れており，Ａ児を温かい目で見守っているようであった．「学校でＡ君のことばの問題をどのように扱ったらよいのか，大学で教えてもらってきて下さい．言われたとおりにするから…」と母親に頼んでいた．学級の人間関係でＡ児が不利な立場に立たされている様子はない．

4）　吃音進展段階

　Van Riper のいう第2段階に相当し，さらに第3段階にさしかかっていると判断された．

5）　まとめ

　吃音の急激な悪化の原因を特定することは難しいが，就学による環境の変化への不適応が一因となっていることは否めない．期待され要求されることが就学前とは大いに異なり，学校や家庭でさまざまな面で束縛され，Ａ児はそれまでの自由を失っていた．日常のあらゆる行動が学習態度や学業成績の善し悪しと結び付けられ，評価され規制される傾向がある．そうした生活環境の変化やプレッシャーが一連の不適応行動を生み，それらがまた周囲の人々の批判の的となり受け入れられないため，Ａ児は欲求不満をつのらせていったと思われる．さらに親戚や近所の人々に吃音を指摘され注意されたことも，吃音悪化の要因として働いた可能性が考えらる．

6.3. 指導目標

　Ａ児の指導　遊戯療法により欲求不満の解消やストレスの発散をはかる．また吃音の進展の予防と現症状の改善を目標に，ことば遊びや教科学習の補習を行い，発話の流暢性の発達を促進する．

　両親教育　吃音問題とその進展，予防・治療法に関する情報を両親に提供し，問題解決に向けて両親の果たすべき役割の重要性と具体的内容・方法について，親とじっくり話し合うことを当面の目標に据えた．子どもの抱えている問題の性質を両親が真に理解することと，両親の客観的，肯定的，受容的な養育態度を培うことの必要性を強く感じたからである．

　学級担任との連携　Ａ児の指導方針，目標，言語治療，学級での配慮，治療効果の般化と維持などについて具体的に説明し，理解と協力を求める．

6.4. 指導過程

指導期間：①小学1年2学期～小学3年1学期（インテイク～改善・指導終了）
　　　　　②小学5年1学期～同3学期（再発～回復・指導終了）
指導場所：本学教育学部発達相談室・プレイルーム
指導形態：個別指導，週1回約1時間

　A児と指導コンタクトをもったのは先に述べたようにA児が小学校を卒業するまでの5年6ヵ月であったが，実際に言語指導を行ったのは上に示したように2つの期間の間に2年余の中断（結果的に）をおいて計2年3ヵ月間であった．便宜上この2つの期間を指導内容によりI～VI期に分け，経過を報告することにする．表1に概要を示した．

表1　A児の言語指導過程

指導期間
①インテイク～改善・指導終了（I～IV期，1年7ヵ月間）
②再発・悪化～軽快・指導終了（V～VI期，8ヵ月間）
①の経過　A：指導対象児　T：指導者

期間	目的	内容・方法	A児の反応・様子
I期 小1 2学期 指導回数 計8回	・観察，アセスメント	・自由な遊び：種々の玩具，遊具	・飽きっぽい，すぐに他の遊びに移るが長続きしない．物を扱う動作が荒っぽい．
		・描画：画用紙，クレヨン，白板	・落とし穴の絵を描きながら，母親に対する気持ちを訴えた．「お母さんは学校（大学）では，にこにこしているが，家ではいばる．だから，穴に落ちたら，いい気味…」という内容．
		・粘土細工	・飛行機，自動車を作る．車やエンジンなど，細かいところまで丁寧に作る．
	・気持ちの発散	・身体活動を伴う遊び：ドラえもんのゴム人形　トランポリン　鉄砲打ち	・ゴム人形に激しく体当たり．トランポリンで100～200回飛跳ねる，「ババーン，ババーン」と大声を発し，Tとの撃ち合いごっこに熱中する．攻撃性著明
	・自信を養い，教科学習へのレディネス形成	・学校ごっこ：教科書使用，A＝先生役，T＝生徒役，役割交替	・Tの働きかけにより，Aは照れながらも，先生役を演じた．Tが答をわざと間違えると，Aは嬉しそうに訂正した．
		・算数：2桁の加減計算問題	・計算問題は得意
		・国語：漢字の書き取り，ことばの仲間集め	・筆順の誤りが多い，語彙は少ない．

期			
II期 小1 3学期 指導回数 計6回	・言語指導	・発話速度をおとす：単語，短文の口述―書き取り	・口述―書き取りの役割交替「ゆっくり言ってくれないと書けないから…」とAにゆっくり発話を促す．Aの反応良好
		・力の入らない楽な話し方のモデリング：単語のしりとり，単語の文字を書きながら言う．	・楽しそうに応じる．
		・音読練習：国語教科書の同時音読を主とする．Tによる音読内容の説明	・同時音読では吃音は出ない．1字ずつの拾読みの段階から徐々に語句をつなげて読めるようになってきた．
	・学級担任の配慮：教科書音読の自信，安心感の維持	・学級では10人→5人→3人の集団で音読を行うことにしている．教師との同時音読で，ところどころ fading out を試みる．	・Aはグループをリードしながら，上手に読む．・fading out しても，吃音が出ないことが多いが，読み方はまだたどたどしい．
	・遊戯療法	・描画：人物，静物，風景などを自由に描く．・自由遊び	・1度に3～4枚の絵を黙々と描く．なぐり書きで，形をなしていない．・動作の荒さが少しとれてきた．玩具の後片づけを進んでするようになった．
III期 小2 1学期 指導回数 計8回	・言語指導	・音読練習：国語，理科，社会科の教科書をTの fading out により，少しずつ読む．・国語力の向上：朗読内容の把握，理解を助ける．Aの得意な漢字の練習では，Aが先生役を演じ，Tに教えるという形をとる．	・たどたどしさがなくなってきた．・学校で国語教科書をひとりで吃らずに読めるようになった．・内容把握はいまひとつ・学校で習った漢字は全部知っており，Tに喜んで教えてくれた．
	・教科学習	・復習中心・算数ドリル	・計算式問題は得意であるが，文章題は苦手．AはTに「宿題を出してほしい」と言う．
	・遊戯療法：ストレスの解消	・自由遊び：トランポリン，戦争ごっこ	・身体を激しく動かすことを好む．
IV期 小2 2学期～小3 1学期前半 指導回数 計8回	・言語指導	・作文：文による自己表現，毎日1～2行日記を書く．・Aの好きな動物図鑑をみながら，絵と説明文を書き，口述する．	・文，口頭ともに表現力は乏しいが，約束を守り作文，日記を書いてくる．・たとえば次のように書く：「あらすかヒグマ 3メートル 300きろ，たってしかをおそう」「月のわぐまくびのまわりにしろいわがついている．人を食べる」
	・教科指導	・算数：四角形，三角形について	・体育と図工の勉強をしたいと言う．T：「先生は体育が苦手だからほかのを…」A：「じゅこう（図工）と算数の勉強」・図形はよく理解している．
		・掛算	・掛算の予習をしたいと言うので説明したが，掛算の概念理解はまだ無理．Tの教え方もまずいので，学校に任せるほうがよい．
	・遊戯療法	・描画	・戦艦「むさし」の絵をかく．

第 3 章　学齢期吃音児の治療教育

・構音指導（1）	・鏡を見ながら [r] の練習：舌の構えを教える。 音素→単音節→非単語→単語	・反応は浮動性はあるものの良好
・構音指導（2）	・[ts] の練習：目的音を軽く出すことを試みる。「お口に力を入れないで，そっと軽く言ってみようね」と促す。 音素→単音節→非単語→単語	・目的音を発する前に口の中で雑音を習慣的に作る．T のモデルの模倣はできるが，自発話では出だしに時々力がこもる． ・ふざけて，わざと反意語を言う． ・席にじっとしていられず時々トランポリン台へ

②の経過

期間	目的	内容・方法	A 児の反応・様子
V期　小5　1〜2学期　指導回数　計8回	・文章の理解・構成力を養う	① 50 音カードを 1 枚ずつ使って単語や文を作る． ② 2 枚の文字カードを引いて，2 単語を作り，1 文にまとめる． ③ 3 単語で 1 文を作る． 各文の筆記と音読	・T と競争で行ったため，興に乗じ，楽しそう． 主語の欠落，自動詞，他動詞の誤用の訂正
	・音読練習	・「まぼろしの 4 番バッター」 ① 同時音読 ② T と交互に 1 文ずつ読む． ③ 短い会話文をひとりで読む． ④ 会話文，地の文をゆっくり読む． ・国語教科書：「大きなしらかば」	・どの条件下でも，吃音は生起せず，流暢に読めた． ・ひとりで読むと，母音で力が入り，出にくい．
	・流暢性の形成	・リズム感のある文章の音読 国語教科書の詩「くだもの」「青い色」「ぼくのいえだけあかりがともらない」 ①ゆっくり読む． ②内容をつかむ．	・語頭母音にブロック 全体として流暢に読めた．
	・漢字・熟語の理解度を増す．	① 文中で漢字の適語補充 ② 3 単語を使用して短文を作り，音読する． ③ 熟語の意味理解：選択肢から答を選ぶ． 選択肢の音読 ④ 読みがなをふり，音読 ⑤ 熟語の意味理解の確認 ⑥ 2 つの漢字を結び，熟語を作る． ⑦ 反対語の熟語を作る． ⑧ 指定の 3 単語を含む短文を作る． ⑨ 同音異義語の適語補充により，熟語を作る． ⑩ 反対語を線で結ぶ． ⑪ 訓読みの漢字の適語補充，正しい読みがなの選択	・読み方の誤り例： 　貨物　→　かぶつ 　子十孫　→　こまご 　毛十筆　→　けひつ ・筆順の誤りの訂正 ・短文の音読で，あらかじめ黙読してから音読するよう指示を与えたところ，比較的流暢に読めるようになった．

VI期 小5 2〜3学期 指導回数 12回	・社会科学習	① 白地図・地図帳を用い，都道府県の位置と名称を覚える． ② 各都道府県の県庁所在地を覚える． ③ 県庁所在地の確認，県名と異なるものは記録し，覚える． ④ 地図帳，表，グラフの数値を読む． ⑤ 沖縄県，北海道，石川県の特色について調べたことを述べる：説明，疑問点，気付いた点など	・訪問指導に切り替え，Aの自宅を指導場所とする．学習態度は積極的で熱心，くつろいでいる． ・母音ではじまる県名が多く10語中9語に発吃 ・地図帳，資料などを積極的に読む．
	・母音の楽な発声法の学習 ・ことばの出だしをそっと言う練習 ・年賀状を書く練習	・[a][o]ではじまる県名の発語練習 ・[a][o]ではじまることばを書出し，Tについて復唱 ・友達に年賀状を書く．	・指導中は，こつをよく呑み込み，楽に発声できた． ・楽な言い方に興味を示す． ・習字を習っているので，毛筆，墨を取出し，熱心に書く．
	・物語文を流暢に読む練習	・国語教科書「大造じいさんとがん」 意味段落を，①指示なし，②1回黙読して読む，③ゆっくり読む，の3とおりに読む．	・吃音頻度：①32.6%　→　②23.7%　→　③12.1%
	・[i][ɯ][e]の楽な発声法の学習	・[i][ɯ][e]ではじまることばを書出し，出だしをそっと楽に言う．	・指示に従い，練習できる． ・母親の報告：「おはよう」「おやすみなさい」の語頭の「お」に楽な発声が応用できた．

1） I期　小学1年2学期，指導回数，計8回

　本児の好むこと・得意なことの発見に努めること，信頼関係を築くこと，ストレスの発散手段をみつけること，コミュニケーション意欲を育てること，吃音の出現状況や変動性について実態を把握することなどを当面の課題として，自由遊び，描画を中心とする指導を行った．

　A児は体を活発に動かす遊びを好んだ．たとえば，トランポリン台の上で100〜200回存分に飛び跳ねる，「ババーン，ババーン」と大声を発しながら銃を撃つ真似をし，部屋中を飛び回るなどであった．表情は終始にこやかであったが，物を扱う手つきや動作は荒々しく，集中力を欠いていた．こちらの誘いに対して気分が乗らない時には，うつろな目つきをした．絵を描くことは好きで，画用紙とクレヨンを与えると，1度に3〜4枚の絵を黙々と描き続けた．最初のうちは形をなさない絵を一色でなぐり描きするだけであったが，やがて少しずつ形の整った絵が描けるようになり，色を塗ったりした．

　ある日，A児は画用紙の真ん中に奇妙な形の大きな穴を描き，周囲を茶色のクレヨンで塗りつぶした．その穴の口で両腕を左右に伸ばし中へぶら下る恰好をしている人物をオレンジ色の線で描いた（図2）．何の絵をかいているのか，ついたずねてみたくなった．その時のA

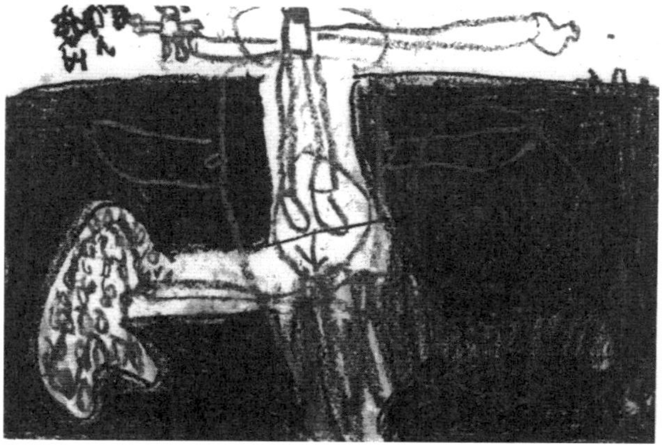

図2　A児の描いた絵（6歳10ヵ月時）
地は茶色，人物はオレンジ色の線画．

児と指導者とのやりとりを会話トランスクリプトから抜粋する．

　　T＝指導者　　A＝A児
　　T：A君，それ何の絵？
　　A：おーおーおーおとおとおとおとおとしあな（落し穴）．
　　T：落し穴か…．へえー．落し穴に落ちたことあるの？　A君．
　　A：ちごう（違う）．
　　T：落し穴つくったことある？
　　A：うん．
　　T：危ないわね，それやると．
　　A：ほいで，おーおーかあさん，おちた．
　　T：お母さん，落ちた？
　　T：その深い落とし穴に？　どうして作るの，そんなの．危ないわね．
　　A：うん，いいがいね．おーおかあさん…　おーおー　……
　　T：お母さんに悪いじゃないの，そんなことしたら…
　　A：いいがいね．
　　T：いい？
　　A：おーおーかあさん，こらーーって．
　　T：A君，もしそん中に落ちたらどうする？
　　A：なんもしない．
　　T：なんもしない．骨折るかもしれないな…．
　　A：いいがい．
　　T：いいがいって，骨折ったら可哀相ね，お母さん．

A：なんもかあいそうでない．
T：なぜ…
A：なでえって．いばいばいばいばいばいばいばってる．
T：お母さんいばってる？ A君に対して？
A：お，おーとうさん，これーーせえ（大声を張り上げる）．
T：A君が叱られるの？
A：うちうちうちうちうちきたら，こらーーって．ほーんて，がっこう，こっちきたらな … なんか…（母親の表情を真似たのか，笑顔を作て見せる）．
T：にこにこと，優しそうにしてる？
A：うん．
T：うちとこことでは，だいぶ違うの？
A：うん．

　母親の訴えでは親の言うことを聞き入れるのが困難で，勝手気ままに振る舞い何も気づかずにいるような子が，家にいるときの母親の態度とよそゆきのそれとを見くらべていたのである．その違いがA児の目には不当で納得できないものに映り，母親に対して反発心を抱いていることが分かった．

　A児はプレイルームで学生に遊んでもらっている最中も母親が別室で指導者と何を話しているのか気になるらしく，遊びを放り出して母親のいる部屋の前まで這うようにして忍び寄り，ドアに耳を押しあて室内の話を立ち聞きしようとすることがしばしばあった．母親はA児に大学へ通うのは「お母さんが勉強するため」と説明しておいたが，A児は母親は自分のことで大学にやってきて，何か悪いことを言っているに違いないと直観的に思っていたらしい．A児にそう思わせることは指導上好ましくないため，母親との話し合いは別の日程で行うことにした．

　指導回数を重ねるにつれてA児の動作の荒々しさは減り，指導者の働きかけに応じる姿勢が少しずつみられるようになってきた．そこで教科学習へのレディネスと自信を形成することを目標に立て，A児の好きな算数の計算式問題や漢字の書き取り問題を教材にして学習を進めることにした．A児と指導者が学校の先生と生徒の役割を交替で演じる＜学校ごっこ＞をしようという提案にA児は興味を示し，先生役を演じるときは楽しそうであった．この期の終わり頃には，プレイルームで遊んだ後片づけを自主的に行うようになっていた．

2）　II期　小学1年3学期，指導回数，計6回

　集中力が少しずつついてきたため，発話流暢性を正常な発達方向へ導くことを目標に，遊びの中で言語指導を行い，流暢性の形成を図ることにした．

　A児の音読はたどたどしく，文字を一字一字たどって読むという段階にいた．そうした読み方をしているときは吃音は出なかったので，音読を利用した．また，単語や短文の口述―書

き取り，国語の教科書の同時音読，単語のしりとりなど，単純なことば遊びを行い，A児が力の入らないゆったりした楽な話し方をTのモデリングから自然に学べるよう工夫した．A児は期待どおりの反応を示し，指導者の指示に喜んで従った．自由会話での吃音頻度は20%台となり，吃音時の筋緊張と随伴症状が次第にとれてきた．学校で授業中の教科書の朗読は，教師と子ども1人が，あるいは数人の子どもたちが声を揃えて一緒に読むという同時音読形式をとるよう学級担任に提案した．担任は非常に好意的で，長年の教員経験を生かしてさまざまな工夫や配慮をし，よく協力してくれた．学校で問題視されていたA児の行動も次第におさまり，学校生活になじんでいった．

3) III期 小学2年1学期，指導回数，計8回

母親はA児が幼い頃から内職の針仕事を続けていたが，A児が2年生になって間もなく内職をやめ，会社へフルタイムで勤務するようになった．家に閉じこもって針仕事をしながらA児の様子を注意深く窺っている自分に耐えられなくなったのと，母親が不在のほうがA児が学校から帰宅して解放感を味わえると考えたのがきっかけとなったと母親は語った．

A児の学習態度が向上しているという報告を担任から受けたので，国語教育の視点から，読む，書く，聞く，話す，の4つの領域でA児の言語能力を伸ばす工夫をし，指導を行うことにした．人前で本読みをさせられることの多い国語は吃音児にとって最も苦手な授業科目になる可能性が高い．それを予防するためにも国語を取り上げ，教科書を教材とするのは意義があると考えた．この方針を決めるにあたり学級担任の意見を参考にした．話し方や読み方の学習をするときは，教科書のほかに物語や漫画の本も使用した．発話速度や口調をさまざまに変えながら物語に登場するキャラクターをそれらしく演じたりした．A児は動物に関心があり，豊富な知識を図鑑から得ていたせいか動物の役割を演じるのを特に好んだ．A児の動作を交えながらの熱演ぶりにわれわれは大いに感心させられた．母親はわが子の潜在能力にはじめて気づいたらしく嬉しそうな表情をした．A児がそうした役割を演じるときは，吃音はほとんど起こらなかった．

4) IV期 小学2年2学期〜同3年1学期，指導回数，計8回

小学2年後半から指導を一応終了した3年生のはじめまでの8ヵ月間の指導回数は少なかった．母親の仕事の都合，A児の学校行事，指導者の時間的制約などで指導を休むことが多くなったためである．I期に認められた構音の誤りが改善されずにそのまま残っていたため，この期は構音面を重点的に取り扱うことにした．構音の自然発達を今後に期待するのは年齢的にも無理であると判断したからである．[r]音や[ts]音の音節レベルでの練習時の舌運動に雑音を伴うので，それらの音をそっと，なめらかに出すという練習を指導者のモデリングにより行った．一つの課題に集中して取り組むことがA児には苦痛なようで，時々椅子から立ち上がりトランポリン台に駆けのぼり，何回も力いっぱい飛び跳ねた．そこでA児が指導者の

指示に従い正しい発音をしたときは，報酬としてトランポリンで10回跳躍できることにした．A児は面白がって指示に従ったが，構音学習は20分位が限界であったため，セッションの残り時間は自由に遊べるよう配慮した．2年生の終わり頃には構音の誤りは改善された．

3年生になった春，母親はA児の吃音が最近目立たなくなり安心していると報告した．学級担任が替わったが，新たに担任となった教師はA児の指導のこつを前任者から引き継ぎ，誠実な対応ぶりを示しているという．A児の自宅から大学までの道のりは遠く車で50分もかかった．親子にかかるさまざまな負担を考慮し，1年数ヵ月に及んだ大学での指導をとりあえず終了し，経過観察ということにした．

6.5. 吃音の再発に伴う再指導

指導終了後2年経過したある日のこと，A児の母親から電話がかかってきた．吃音はその後も多少残っていたが，本人もまわりの者も気にならなかった．ところが，5年生になって間もなく吃音がぶりかえし，悪化しているという．母子はふたたび相談に訪れた．

再発状況：小学4年時の年末にA児は家事を手伝わなかったことで父親に叱責され，罰として1日中暖房のない寒い部屋に閉じこめられ，勉強させられた．それをきっかけに，吃音が再発した．2週間位で回復したが，5年生になって学級担任が替わり，さらに理科専任の教頭に授業中に「あわてずにゆっくり話せ」とたびたび注意され，ひどくどもるようになった．本人は平気でどもっているということであるが，母親の強い要望によりA児の指導をあらためて行うことにした．

1) 再発時問題アセスメント

(1) 再来時の吃音症状

語頭の母音の努力性の繰り返しやブロック，爆発的起声が認められた．母音以外の音は語頭位置で時々軽く繰り返す程度であった．吃音頻度は36.5%で，吃音に伴い構音が歪むことがあった．発話開始時に時々舌打ちをする以外は，随伴症状はみられなかった．吃音予期反応なのか，「なんか」という挿入語を頻繁に使用した．

久しぶりに会ったA児はこちらの話しかけに対して少しはにかみながら口数少なく答えた．ことばが思うようにすらすら出てこなくても困惑する様子もなく，話した．母親の観察によると，A児は吃音を気にしているようには見えないが，自室でひそかに上手に話す練習をしていることがあった．

(2) 知能検査結果（WISC-R）

言語性IQ 110，動作性IQ 109，全IQ 112

2) 指導目標

1. A児が学校や家庭で安心して行動し，話すことができるよう環境を整備する．

2. 教科書の読みの練習をとおして，流暢性の回復をはかる．
3. 母音の楽な発声法の指導を行う．
4. 実力を出し切れずにいるため，不当な評価を受けやすい．教科の学習指導も併せて行い，学力の向上を図り，自信を養う．
5. 学校側へ子どもの問題と教育ニーズへの認識と理解を求め，働きかけを行う．具体的な対応策を示し，協力を依頼する．

6.6. 再発後の指導過程

当初は以前と同じように週1回約1時間大学の学習室とプレイルームで指導を行った．言語障害児教育を専攻する4年生の女子学生2名が，筆者の指導監督のもとに，指導を担当した．A児の家庭の都合により，途中から訪問指導に切り替えた．担当者はA児の自宅でいわば家庭教師的役割を演じながら，言語指導を行った．

1) V期　小学5年1学期～同2学期，指導回数，計8回

A児の苦手な国語の力を伸ばすことに重点を置き，文章の理解・構成力を養う，音読練習，漢字・熟語の理解度を増すなどを当面の目標とし，指導を進めた．発話流暢性形成は音読練習を中心に試みることにした．A児は夏休みに入る直前に，「宿題を出してほしい」と言い，意欲的なところを見せた．国語のテストで得点が少しずつ増えてきたと，母親は嬉しそうに報告した．その報告をA児は傍らで明るい顔をして聞いていた．

2) VI期　小学5年2学期～同3学期，指導回数，計12回

指導場所を大学からA児の自宅へ移した．A児は自宅のほうがくつろいで指導を受けられるようであり，熱心に学習課題に取り組んだ．

社会科はA児の最も好きな授業科目であり，その科目で実力を発揮できる可能性があることが分かったため，社会科を中心に教科学習指導を行うことにした．社会科では知識の増加がそのまま学力テスト結果に反映するため，本人も進度がとらえやすく達成感を味わえる．さらに国語と同様に，言語指導的要素を導入する機会にも恵まれている．教材の音読時に母音を囁き音により楽に声を立てる方法を教えた．A児は母音の楽な声立て法を指導場面以外の日常の発話場面でも試みるようになったと母親が報告した．

指導を再度始めてから約1年経過した時点で，A児の吃音は多少は残っていたものの著しく改善され，コミュニケーションや学業遂行に支障をきたしていないことが確認されたため，小学5年修了と同時に言語指導を終了し，その後の1年を経過観察にあてることにした．

3) 指導終了時アセスメント

親子関係診断テスト結果（小学6年生のはじめにA児と両親に実施）
1. 父親：消極的拒否が準危険地帯で，期待型と溺愛型傾向を若干示していた．
2. 母親：積極的拒否が準危険地帯，他に問題点は認められなかった．
3. A児：問題点は認められなかったが，父親の方が厳しく，母親は少し甘いと感じていることが分かった．両親のうちどちらが好きかという質問に対して，「わからない」と答えている．

吃音
頻度は6～7％程度であり，母音のブロッキングや爆発的声立ても改善された．

コミュニケーション態度自己評価結果
A児の回答から主なものを拾うと①両親や友だちと話すのは大好き，②授業中に一人で朗読したり発言する時に上手に言えるかどうか心配にならない，③ことばが出にくいことが少しある，④クラスの話し合いで自分の意見を言うのは大嫌い．

母親のコメント
A児（小学6年生）は性格が明るくなり，勉強への意欲も出てきて成績が少し上がった．学校でサッカーの練習や試合に夢中になっている．吃音にはまだ波があり，ことばの調子の悪い時は動作も乱暴になり，妹や弟（1歳半）をいじめる．

学級担任のコメント
吃音は目立たなくなり，流暢性は安定している．いつもにこにこ顔で，おとなしい．強い子の言いなりになりそうな危うい面があるので少し心配．学力は向上している．

4) 転帰

指導終了から8年経ったある日，A児の母親から思いがけず一通の手紙が届いた．A児はすでに高校を無事卒業して定職に就き，立派に働いているという．吃音については，母親が耳をとぎすまして聞いていると，たまにつかえがほんの一瞬生じることがあるが，本人も周囲の者もそれには全く気づいていないようであり，日常何の支障もなく普通に話している．小学生当時大学へ通いことばの指導を受けたことは本人の記憶にないはずはないと思うが，思い出として一度も口に出したことがないので，母親もそれには触れないでいる．また，高校時代に仲間の影響により一時問題を起こしたこともあったが，立ち直ることができたことなど，A児のその後の様子のあらましが，われわれの指導に対する感謝の言葉とともにしたためてあった．指導を最終的に終えた時点で，A児の今後についてわれわれは若干の危惧の念を抱き心残りなこともあったので，この手紙はまさに朗報であった．吃音の治癒過程に働いた要因を検討するために本人と母親に会いたずねてみたい点がたくさんあったが，それは思い止まった．「息子が問題を起こすたびに，大学で先生に教えていただいたことを一つひとつ思い出し，親としてなすべきことを冷静にじっくり考え，息子の気持ちを理解し受け入れる

よう努力した」と，息子の現在の姿に満足し安らかな心境を感謝の気持ちを込めて綴る母親へ思いを馳せ，過ぎ去った日の苦い経験のあれこれをあらためて掘り起こすような作業はわれわれはすべきではないと考えたからである．したがって，A児の吃音が中学・高校時代にどのような経過をたどって消失し，現状（正常な流暢性の獲得と維持）に至ったのか詳しいことはわからない．

7. おわりに

　吃音の発症年齢の分布，変動性と慢性化，問題の成り立ちと構造，言語治療の適応性，長期予後にみられる一般的傾向や先に概観した多彩な研究成果から判断すると，吃音は，言語発達に伴う発話運動コントロール習得過程に何らかの不利な条件が働き，正常な発話運動機能が獲得されていないため，間違った代償性ストラテジーを用いている状態ととらえることができる．したがって，学齢期の吃音治療では，発話流暢性の学習を支える多様な条件を媒体として，正しいストラテジーの習得へ向わせることと吃音やコミュニケーションに対する本人や周囲の人々のポジティブな態度の育成に重点を置く教育プログラムが必要であると考える．それは，すでに述べたように，学校教育の本来の目標に沿った教育課程の中にうまく組み込み実践することにより，学校教育ならではの良好な結果を確実にもたらすであろう．

引用文献

[1] Shapiro DA: Intervention planning with adults who stutter. pp.319–347. In Klein HB and Moses N (eds): *Intervention planning for adult with communication problems*, Allyn and Bacon, Needham Heights, MA, 1999.

[2] Shapiro DA: Stuttering intervention: A collaborative journey to fluency freedom. Pro-Ed, Austin, TX, 1999.

[3] Yaruss JS: Describing the consequences of disorders: Stuttering and the international classification of impairments, disabilities, and handicaps. *J Speech, Language, and Hearing Research*, 41: 249–257, 1998.

[4] Smith A: Dynamic interaction of factors that impact speech motor stability in children and adults. pp.143–149. In Hulstijn W, Peters HFM, and Van Lieshout PHHM (eds): *Speech Production: Motor Control, Brain Research and Fluency Disordes*, Elsevier and Science BV, Amsterdam, 1997.

[5] Smith A and Goffman L: Stability and patterning of speech movement sequences in children and adults. *J Speech, Langage, and Hearing Research*, 41: 18–30, 1998.

[6] Oller DK and MacNeilage PF: Development of speech production: Perspectives from natural and perturbed speech. pp.91–108. In MacNeilage PF (ed): *The Production of Speech*, Springer-Verlag, New York, 1983.

[7] 大橋佳子：吃音をもつ子どもの早期言語指導――発話流暢性の獲得をめざすアプローチの基本的概念と方法．pp.46–78, 第19回日本聴能言語学会学術講演会事務局（編）：吃音問題の本質

をさぐる，1996.

[8] Alfonso PJ: Implication of the concepts underlying task-dynamics modeling on kinematic studies of stuttering. pp.79–116, In Peters HFM, Hulstijn W, and Starkweather CW (eds): *Speech Motor Control and Stuttering*, Elsevier Science BV, Amsterdam, 1991.

[9] 本庄　巌編著：脳からみた言語．中山書店，1997．

[10] Peters HFM, Hulstijn W, and Starkweather CW (eds): *Speech Motor Control and Stuttering*, Elsevier Science BV, Amsterdam, 1991.

[11] Fox PT, Ingham RJ, Ingham JC, et al: A pet study of the neural systems of stuttering. *Nature*, 382: 158–162, 1996.

[12] Ingham RJ, Fox PT, Ingham JC, et al: A functional-lesion investigation of developmental stuttering with positron emission tomography. *J. Speech and Hearing Research*, 39: 1208–1227, 1996.

[13] Ingham RJ, Fox PT, and Ingham JC: An $H_2^{15}O$ positron emission tomography (PET) study on adults who stutter: Findings and implications. pp.293–305. In Hulstijn W, Peters HFM, and Van Lieshout PHHM (eds): *Speech Production: Motor Control, Brain Research and Fluency Disorders*, Elsevier Science BV, Amsterdam, 1997.

[14] Braun AR, Verga M, Stager S, et al: A typical lateralization of hemispheral activity in developmental stutering: An $H_2^{15}O$ positron emission tomography study. pp.279–292, In Hulstijn W, Peters HFM, and Van Lieshout PHHM (eds): *Speech Production: Motor Control, Brain Research and Fluency Disorders*, Elsevier Science BV, Amsterdam, 1997.

[15] De Nil LF and Kroll RM: The relationship between locus of control and long-term treatment outcome in adults who stutter. *J Fluency Disorders*, 20: 345–364, 1995.

[16] Kroll RM, De Nil LF, Kapur S, et al: A positron emission tomography investigation of post-treatment brain activation in stutterers. pp.307–319. In Hulstijn W, Peters HFM, and Van Lieshout PHHM (eds): *Speech Production: Motor Control, Brain Research and Fluency Disorders*, Elsevier Science BV, Amsterdam, 1997.

[17] 笹沼澄子：小児の後天性失語症をめぐって．臨床精神医学 6: 1191–1199, 1977.

[18] van Lieshout PHHM, Hulstijn W, and Peters HFM: Speech production in people who stutter: Testing the Motor plan assembly hypothesis. *J.Speech and Hearing Research*, 39: 76–92, 1996.

[19] van Lieshout PHHM, Hulstijn W, and Peters HFM: From planning to articulation in speech production: What differentiates a person who stutters from a person who does not stutter? *J Speech and Hearing Research*, 39: 546–564, 1996.

[20] 児嶋久剛：言語の表出と認知の相互作用．本庄巌編著：脳からみた言語．中山書店，1997．

[21] Caruso A and Max L: Applications of motor learning theory to stuttering research. pp.213–219, In Hulstijn W, Peters HFM, and Van Lieshout PHHM (eds): *Speech Production: Motor Control, Brain Research and Fluency Disorders*, Elsevier Science BV, Amsterdam, 1997.

[22] Prins D and Hubbard CP: Acoustical durations of speech segments during stuttering adaptation. *J Speech and Hearing Research*, 33: 494–504, 1990.

[23] 平野　滋，児嶋久剛，内藤　泰，他：発話時の発話関連領域と聴覚領の脳活動——ポジトロン断層法による観察．耳鼻臨床 89: 1401–1406, 1996.

[24] Conture EG: Treatment efficacy: Stuttering. *J Speech and Hearing Research*, 39: S18–S26, 1996.

[25] 中村　淳：小学生吃音児のコミュニケーション態度の評価法とその特徴．金沢大学大学院教育学研究科修士論文，1987．

[26] 中村　淳，大橋佳子：小学生吃音児を対象としたコミュニケーション態度自己評価尺度の検討．

日本特殊教育学会第 31 回大会発表論文集, 436–437, 1993.

[27] 大橋佳子：構音障害を伴う吃音児の言語指導――発話モデリングによる遊戯的言語指導法の効果の検討. 日本特殊教育学会第 34 回大会発表論文集, 374–375, 1996.

[28] Gregory HH and Hill D: Stuttering therapy for children. *Seminar in Speech, Language and Hearing*, 1: 351–363, 1980.

[29] Van Riper C: The Treatment of Stuttering. Prentice-Hall, Englewood Cliffs, NJ, 1973.

付録資料

コミュニケーション態度自己評価質問紙
（中村・大橋試案）

1. 実施方法

　この質問紙法は自己評価が可能と思われる小学校3年生以上を実施対象とするものであるが，2年生でも回答が可能であれば参考までに実施するのがよい．指導者が対象児に質問項目を一つひとつ読んであげて，回答を質問紙に書かせる方法と，質問紙を対象児に与え，それを自分で読み，回答を書くという方法がある．どちらの方法がよいかは実施対象の子どもの反応をみてから決める．回答に時間制限はない．

2. 評価法

　各質問項目の回答に対して5段階評定を行い，コミュニケーション態度としてポジティブの方から順に5～1点をそれぞれ与え，数量化する．そのデータを個人データ票を使用し整理すると，その子どものコミュニケーション態度に関して参考とすべきプロフィールが描ける．
　なお，このデータ票の各反応カテゴリーの3本の点線は小学校3～6年生非吃音児292名（男女同数名）から算出したパーセンタイル値を示すものである．これにより，対象の吃音児のコミュニケーション態度は非吃音一般児のそれと比べるとどのような傾向を示しているかを知ることができる．

3. 質問項目の内訳け（数字は項目番号）

場面（計33項目）	反応カテゴリー		
	好嫌反応	緊張反応	回避反応
父親と話す	16	11	28
母親と話す	40	31	38
友達と話す	2	26	8
先生と話す	10	37	15
授業中質問に答える	19	25	39
授業中質問する	34	14	42
国語の時間に本を読む	5	7	17
話し合いで意見を言う	13	9	33
みんなの前で話をする	23	29	18
知っている人に挨拶をする	36	3	12
電話で話す	27	35	32
話し手としての自己評価（計3項目）			
おしゃべりでない	1		
友達よりも話すのが下手	24		
もっと上手に話したい	20		
吃音症状の自覚（計5項目）			
声の調子が変な時がある	30		
困難な語がある	43		
音読時に困難な語がある	4		
氏名に一貫性がある	22		
困難な語を言い換える	6		

対人的なコミュニケーション感情に関する21，41，44の3項目の評価点は本票に記載しない．

コミュニケーション態度自己評価——質問紙（小学 3–6 年生用）

年　　組　男・女	たんじょうび　年　月　日	

きょうは、みなさんがはなすときのようすを しらべたいとおもいます。これは テストやクイズではありませんから、ただしいこたえ・まちがったこたえはありません。
　先生が もんだいをひとつずつよみますから、じぶんにあてはまるこたえに○をつけてください。
　もし こたえをかきなおしたいときは、はじめのこたえに×をつけてから あたらしいこたえに○をつけてください。けしゴムをつかってはいけません。
　わからないことがあったら、手をあげて 先生にきいてください。

れんしゅう

ア．コアラは すきですか。

だいすき	すき	どちらでもない	きらい	だいきらい

イ．テレビで コアラをみたことが ありますか。

よくある	ときどきある	どちらでもない	ほとんどない	ぜんぜんない

ウ．コアラは かわいいと おもいますか。

たいへんおもう	すこしおもう	どちらでもない	あまりおもわない	ぜんぜんおもわない

1. じぶんは おしゃべりだと おもいますか。	たいへんおもう	すこしおもう	どちらでもない	あまりおもわない	ぜんぜんおもわない
2. 友だちと おしゃべりするのは すきですか。	だいすき	すき	どちらでもない	きらい	だいきらい
3. しっている人に あったとき、じょうずにあいさつが できるかどうか しんぱいになりますか。	いつもなる	ときどきなる	どちらでもない	ほとんどならない	ぜんぜんならない
4. こえをだして 本をよんでいるとき、よみにくいなあとおもうことばがありますか。	たくさんある	すこしある	どちらでもない	ほとんどない	ぜんぜんない
5. 国語のじかんに ひとりで本をよむのは すきですか。	だいすき	すき	どちらでもない	きらい	だいきらい
6. はなしているとき、いいにくいことばを いいやすいことばに かえることがありますか。	よくある	ときどきある	どちらでもない	ほとんどない	ぜんぜんない
7. 国語のじかんに ひとりで本をよむとき、じょうずによめるかどうか しんぱいになりますか。	いつもなる	ときどきなる	どちらでもない	ほとんどならない	ぜんぜんならない
8. 友だちに はなしたいことがあっても いわないことがありますか。	よくある	ときどきある	どちらでもない	ほとんどない	ぜんぜんない
9. クラスのはなしあいで じぶんのいけんをいうとき、かたくなりますか。	いつもなる	ときどきなる	どちらでもない	ほとんどならない	ぜんぜんならない
10. 学校の先生と ふたりではなしをするのは すきですか。	だいすき	すき	どちらでもない	きらい	だいきらい
11. おとうさんと はなしをするとき かたくなりますか。	いつもなる	ときどきなる	どちらでもない	ほとんどならない	ぜんぜんならない
12. しっている人にあっても あいさつをしないことがありますか。	よくある	ときどきある	どちらでもない	ほとんどない	ぜんぜんない
13. クラスのはなしあいで じぶんのいけんをいうのは すきですか。	だいすき	すき	どちらでもない	きらい	だいきらい
14. じゅぎょうで 先生に しつもんするとき、かたくなりますか。	いつもなる	ときどきなる	どちらでもない	ほとんどならない	ぜんぜんならない
15. 学校の先生に はなしたいことがあっても いわないことがありますか。	よくある	ときどきある	どちらでもない	ほとんどない	ぜんぜんない
16. おとうさんと はなしをするのは すきですか。	だいすき	すき	どちらでもない	きらい	だいきらい

17. 国語のじかんに 先生が「だれか本をよんでください」といったとき、すすんで手をあげますか。	いつもあげる	ときどきあげる	どちらでもない	ほとんどあげない	ぜんぜんあげない
18. クラスのみんなの前で はっぴょうしたいときは、すすんで手をあげますか。	いつもあげる	ときどきあげる	どちらでもない	ほとんどあげない	ぜんぜんあげない
19. じゅぎょうで 先生のしつもんにこたえるのはすきですか。	だいすき	すき	どちらでもない	きらい	だいきらい
20. もっとじょうずに はなせたらいいのになあと おもいますか。	たいへんおもう	すこしおもう	どちらでもない	あまりおもわない	ぜんぜんおもわない
21. あなたがはなしているとき、まわりの人は しずかにきいていますか。	いつもきいている	ときどききいている	どちらでもない	ほとんどきいていない	ぜんぜんきいていない
22. じぶんのなまえは いいやすいと おもいますか。	たいへんおもう	すこしおもう	どちらでもない	あまりおもわない	ぜんぜんおもわない
23. クラスのみんなの前で はなしをするのは すきですか。	だいすき	すき	どちらでもない	きらい	だいきらい
24. じぶんは 友だちよりも はなすのがじょうずだと おもいますか。	たいへんおもう	すこしおもう	どちらでもない	あまりおもわない	ぜんぜんおもわない
25. じゅぎょうで 先生のしつもんにこたえるとき、かたくなりますか。	いつもなる	ときどきなる	どちらでもない	ほとんどならない	ぜんぜんならない
26. 友だちと はなしをするとき、かたくなりますか。	いつもなる	ときどきなる	どちらでもない	ほとんどならない	ぜんぜんならない
27. でんわで 人とはなしをするのは すきですか。	だいすき	すき	どちらでもない	きらい	だいきらい
28. おとうさんに はなしたいことがあっても いわないことがありますか。	よくある	ときどきある	どちらでもない	ほとんどない	ぜんぜんない
29. クラスのみんなの前で はなしをするとき、かたくなりますか。	いつもなる	ときどきなる	どちらでもない	ほとんどならない	ぜんぜんならない
30. じぶんの こえのちょうしが へんだなあと おもうことがありますか。	よくある	ときどきある	どちらでもない	ほとんどない	ぜんぜんない
31. おかあさんと はなしをするとき かたくなりますか。	いつもなる	ときどきなる	どちらでもない	ほとんどならない	ぜんぜんならない
32. じぶんから 友だちに でんわをしますか。	よくする	ときどきする	どちらでもない	ほとんどしない	ぜんぜんしない

33. クラスのはなしあいでは すすんで いけんをいいますか。	いつもいう	ときどきいう	どちらでもない	あまりいわない	ぜんぜんいわない
34. じゅぎょうで 先生にしつもんをするのは すきですか。	だいすき	すき	どちらでもない	きらい	だいきらい
35. でんわで 人とはなすとき、かたくなりますか。	いつもなる	ときどきなる	どちらでもない	ほとんどならない	ぜんぜんならない
36. しっている人にあったとき、あいさつをするのは すきですか。	だいすき	すき	どちらでもない	きらい	だいきらい
37. 学校の先生と ふたりではなしをするとき、かたくなりますか。	いつもなる	ときどきなる	どちらでもない	ほとんどならない	ぜんぜんならない
38. おかあさんに はなしたいことがあっても いわないことがありますか。	よくある	ときどきある	どちらでもない	ほとんどない	ぜんぜんない
39. じゅぎょうで こたえがわかったときは、すすんで手をあげますか。	いつもあげる	ときどきあげる	どちらでもない	ほとんどあげない	ぜんぜんあげない
40. おかあさんと はなしをするのは すきですか。	だいすき	すき	どちらでもない	きらい	だいきらい
41. じゅぎょうで 先生がじぶんをささなければいいなあと おもいますか。	いつもおもう	ときどきおもう	どちらでもない	あまりおもわない	ぜんぜんおもわない
42. じゅぎょうで わからないことがあっても、しつもんしないことがありますか。	よくある	ときどきある	どちらでもない	ほとんどない	ぜんぜんない
43. つっかえて いいにくいなあとおもうことばが ありますか。	たくさんある	すこしある	どちらでもない	ほとんどない	ぜんぜんない
44. まわりの人に、もっと じぶんのはなしをきいてほしいと おもいますか。	たいへんおもう	すこしおもう	どちらでもない	あまりおもわない	ぜんぜんおもわない

コミュニケーション態度自己評価尺度　個人データ

| 氏名 | （男・女） | 学年 小学校　年生 | 担任の先生　　先生 |

場面	好嫌反応	緊張反応	回避反応
	（嫌い）　　　　　（好き）	（多）　　　　　　（少）	（多）　　　　　　（少）
	1　2　3　4　5	1　2　3　4　5	1　2　3　4　5
父親と話す			
母親と話す			
友達と話す			
先生と話す			
授業中、質問に答える			
授業中、質問する			
国語の時間に本を読む			
話し合いで意見を言う			
みんなの前で話をする			
知っている人に挨拶をする			
電話で話す			

※下位25%　50%　上位25%

話し手としての自己評価	おしゃべりでない ——— おしゃべり 友達よりも話すのが下手 ——— 上手 もっと上手に話したい ——— 思わない
吃音症状の自覚	声の調子が変な時がある ——— ない 困難な語がある ——— ない 〃（音読時） ——— ない 氏名に一貫性がある ——— ない 困難な語を言い換える ——— ない

※パーセンタイル値は，非吃音児群（N＝292）から算出した．

編集責任者

代表　福田　登美子（元・広島県立保健福祉大学保健福祉学部コミュニケーション障害学科）

　　　高須賀　直人（自治医科大学附属病院リハビリテーションセンター）

　　　斉藤　佐和子（旭出学園教育研究所）

　　　國島　喜久夫（ことばの相談室ホワイトベル）

アドバンスシリーズ／コミュニケーション障害の臨床 2

吃　音

定価はカバーに表示

2001年5月25日　第1刷発行
2008年1月15日　第2刷発行

編　集　日本聴能言語士協会講習会実行委員会
発行者　木下　攝
発行所　株式会社　協同医書出版社

〒113-0033 東京都文京区本郷 3-21-10
郵便振替口座 00160-1-148631
電話 03（3818）2361　FAX 03（3818）2368

印刷・製本　横山印刷
装丁　戸田ツトム＋岡孝治

ISBN4-7639-3022-2　　　　　　　　　　© Printed in Japan

JCLS＜㈱日本著作出版権管理システム委託出版物＞
本書の無断複写は著作権法上での例外を除き禁じられています．複写される場合は，その都度事前に
㈱日本著作出版権管理システム（電話03-3817-5670, FAX 03-3815-8199)の許諾を得てください．